제3기 인생 길라잡이 시리즈 8

# 세월을 새긴 글, 자서전

한 경 혜 · 주 지 현

서울대학교출판부

# '제3기 인생 길라잡이 시리즈' 출판에 즈음하여

인생칠십고래희(人生七十古來稀: 사람이 70년 산다는 것은 옛날부터 아주 드문 일)라는 말은 아득한 옛말이 되고 말았다. 인생 80세는 보통이고 90세 아니 100세까지도 가능한 세상이 되었기 때문이다.

요즈음 60세부터를 노인이라 생각하는 사람들은 거의 없다. 60세가 되어도 앞으로 20년, 즉 지금까지 살아온 인생의 3분의 1은 더 살 수 있게 되었기 때문이다. 60세 이후 살아갈 20년 이상 세월은 결코 짧은 시간이 아니며 참으로 소중하고 의미 있는 시간이다.

우리나라에서 직장생활하는 사람들은 주로 50대 중반에서 60세 사이에 은퇴한다. 은퇴라는 말은 지금까지 하던 일을 그만둔다는 뜻일 뿐이지 아무 활동도 하지 않는다는 뜻은 아니다. 60세부터 남은 인생 20년 이상은 스스로 계획하여 의미 있고 보람되게 보낼 수 있는 시간이다.

# 세월을 새긴 글, 자서전

지난 20~30년 동안 노년기에 있는 사람들에게 배움의 기회를 마련해 주고 여생을 알차고 뜻 깊게 보내는 데 도움을 주려는 의미에서 노인대학(노인학교 또는 노인교실 거의 같음)이 많이 생겨났다.

그러나 노인대학을 운영하는 데 가장 큰 어려움은 내용이 알차고 의미 있는 교재가 없다는 것이다. 서울대학교 노화 · 고령사회연구소와 서울대학교출판부는 이의 필요성을 절감하고 노인대학에서 공부하는 사람들이 여생을 잘 계획하여 후회 없이 보내는 데 도움이 될 수 있는 교재를 만들기로 하였다.

퇴직 후 건강하게 지내는 시기를 '제3기 인생' 이라 한다. 노인대학에서 공부하는 분들은 모두 제3기 인생에 속한 분들이기 때문에 교재 시리즈를 '제3기 인생 길라잡이 시리즈' 로 정하였다. 이 시리즈는 노인대학에서 공부하는 사람들은 물론 제3기 인생에 속하는 모든 분들과,

앞으로 다가올 제3기 인생을 준비하시는 분들에게 도움을 드리고자 마련하였다.

많은 분들이 이 시리즈를 읽고 제3기 인생을 의미 있고 보람되게 계획하여 더욱 아름다운 여생을 만들어 가는 데 도움이 되기를 바라는 마음 간절하다.

2007년 9월

서울대학교 노화 · 고령사회연구소 소장 박상철

서울대학교출판부 부장 최성재

# 차례

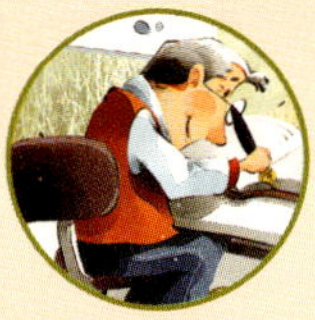

# 1 자서전 쓰기 — 노년기에 쓰는 자서전 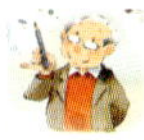

사람이라면 누구나 부모의 몸을 빌려 태어나 성장하고, 각자의 방법으로 세상을 살면서 나이를 먹고, 저세상으로 가게 마련이다. 출생과 죽음이라는 인생 사건은 누구에게나 일어나는 일이지만, 그 사는 과정과 모습은 제각각이다. 좋은 환경에서 태어나 아무런 고생 없이 살다가 생을 마감하는 사람도 있을 것이고, 불우한 환경에서 한 많은 생을 보내는 사람도 있을 것이다. 역경을 헤쳐 나가며 보람되게 삶을 마무리하는 사람이 있는가 하면, 자신이 가진 자원을 헛되이 탕진하고 비참한 최후를 맞는 사람도 있을 것이다.

우리 중에 누구도 죽음을 피할 수는 없는데 노년기에 들어서면서 죽음을 가까이 대하고 보면, 나는 과연 어떤 인생을 살아왔는가? 하는 생각이 들지 않을 수 없다. 인생을 보람되게, 제대로 살아왔다고 말할 수 있는가? 또 앞으로 어떻게 하면 남아 있는 생애를 잘 마무리할 수 있을 것인가? 하는 것에 대해 한 번쯤 생각하게 된다. 그리고 가능하다면, 자신이 살아온 인생을 후손들에게 전달하고자 하는 바람이 생기게 된다.

자신의 삶을 후손에게 전달하기 위한 방법 중 하나가 글로 써서 정리하는 것으로, 한 개인이 일생을 살아온 내용을 적은 기록을 '전기轉記'라 한다. 특히 자기가 쓴 자신의 전기를 '자서전'이라고 하는데, 대부분의 사람들은 자서전을 쓰는 것에 대해 매우 부담스러워한다. '자서전'을 쓴다는 것은 '무언가 자랑할 만한 인생, 내세울 것이 있는 현재'가 있어야 가능한 일이라고 생각하기 때문이다. 또 고생스러운 기억을 되새김질하는 것이 고통스럽다고도 하고, 글 쓰는 재주가 없기 때문에 불가능하다고도 생각한다. 그러나 자서전이란 글을 잘 쓰는 사람들만 할 수 있는 일이 아니다. 자서전쓰기가 글 쓰는 재주를 뽐내는 일이 아니기 때문이다. 자서전을 쓴다는 것은 자신의 저 깊은 곳에 있는 이야기를 풀어내는 과정을 통해 살아온 인생을 되돌아보고, 그 속에서 의미를 찾는 길이다.

특별히 출세한 사람들만 자서전을 쓸 수 있는 것도 아니다. 자기 자랑을 늘어놓으려고 쓰는 글이 자서전이 아닌 까닭이다. 부끄럽고, 후회도 많은 평범한 일생의 기록이지만, 가계의 족보 구실을 하기도 하고, 역사의 한 단면을 보여주는 좋은 자료집이 될 수도 있다.

어르신들이 자서전 쓰기를 결심하고, 이를 실행에 옮기는 과정이 결코 만만치는 않을 것이다. 위에서 제시한 이유 외에도 지나온 인생에 대하여 기억해낸다는 것이 쉽지 않거나, '쓰는 일' 자체가 수고롭고

까다로워 귀찮게 여겨질 수도 있다.

하지만 자서전 쓰기 작업을 통해 그간 마음에 담은 응어리를 풀어내고 반성하는 계기가 되며, 후손들에게는 삶의 지혜를 보탤 수 있는 등의 긍정적인 경험을 분명 갖게 될 것이다. 이는 건강한 노후를 보내는 한 방법이며, 삶의 보람을 느낄 수 있는 기회를 제공해 줄 것이다.

자서전을 쓰고 싶지만 그 시작 및 과정에 대해 알지 못했던 분들, 나름대로 자서전 쓰기를 진행해 가고 있는 분들에게 좋은 나침반의 기능을 할 수 있기를 희망하며, 건전하고 활기찬 노년기를 보내고 싶은 모든 어르신들이 이 교재를 통해 그 길을 찾는 데 도움이 되기를 바란다.

## 1. 자서전이란 무엇인가?

### 1) 자서전에 대한 정의

사람이라면 누구나 출생으로부터 사망에 이르는 인생의 과정을 거치게 된다. 이러한 개인의 성장 과정에 대한 회고를 스스로 기록한 것을 자서전이라고 한다.

건강하게 나이 드는 일은 누구나 바라는 바이다. 육체적, 지적, 사회적으로 건강한 것은 물론이거니와 나이가 들어서도 스스로에 대한 존중의 감정을 유지하고, 자신의 인생을 스스로 통제할 수 있기를 희망한다. 이러한 건강을 유지하는 좋은 방법 중의 하나로서 자서전 쓰기가 요즈음 관심을 끌고 있다.

살아온 인생의 이야기를 재구성하는 과정을 통해 우리는 '내가 누구인지, 지금 어디에 있는지, 그리고 무엇을 바라며 살고 있는지, 어디로 가고 있는지' 등에 대해 자문하게 됨으로써 스스로를 더 잘 알게 된다. 자서전 쓰기가 '심리치료' 목적은 아니지만 사람들 각자가 가진 고유한 장점과 단점 등을 발견하게 도와주는 등의 과정에서 정신치료의 효과를 가지기도 한다. 자서전 쓰기를 통해 얻을 수 있는 긍정적인 효과들에 대해서는 다음 절에서 보다 자세하게 언급하게 될 것이다.

## 2) 자서전의 내용

개인의 일생의 역사를 쓸 때에는 보통 자신의 생애에 있어서 커다란 변화를 가져온 사건, 가족 이야기, 직업(직장), 인생에 있어서 가장 즐거웠던 또는 슬펐던 사건, 죽음에 대한 생각이나 죽음과 관련한 경험 그리고 인생의 목표나 의미, 감화를 받았던 일 등을 주요한 내용으로 다루게 된다.

이렇게 자서전을 쓰는 과정에는 쓰는 사람의 관점, 성격적 특성, 줄거리와 행위 등이 기본적인 구성요소로 포함된다. 자서전에서는 개개인의 인생에서의 중요한 목표, 인생에 의미를 주는 요인들, 자신에 대한 생각, 삶의 경험으로부터 얻은 지혜 등을 묘사하게 되기 때문이다.

우리는 자서전을 읽으며 자서전을 쓴 사람의 개인적이고 독특한 삶의 유형이나 상황에 대한 개인의 특별한 해석, 삶에 대한 적응 방법과

전략, 해결책 그리고 주위 환경의 변화나 노화에 대한 수용 등을 발견할 수 있다. 또한 자서전을 쓰는 사람이 인생을 살아오면서 가정이나 일터, 사회 등에서 맞닥뜨린 다양한 요구들에 어떻게 대처해 왔는가를 알 수 있다.

이렇듯 자서전은 한 개인의 생애에 대한 이야기이므로 모든 자서전은 고유하고, 특별하다. 즉 다른 사람들의 이야기와 결코 같을 수 없다는 것이다. 따라서 세세하게 앞뒤가 딱 맞아떨어질 필요도 없고, 좋은 이야기들로만 구성해야 하는 것도 아니다. 개인의 독특한 삶의 기록이라는 것만으로도 자서전은 의미가 있다.

### 3) 자서전 쓰기의 목적

사람들은 글 쓰는 과정을 통해 다양한 목적을 달성할 수 있다. 여러 사람들에게 읽히고 싶어서 글을 쓰는가 하면, 어떤 사람은 자기 수양이라는 목적을 위해 글을 쓰기도 한다. 특히 자신의 개인적인 이야기를 글로 풀어내는 자서전 쓰기를 통해서는 자신을 드러내고 표현하게 된다. 이는 사람이라면 누구나 가지고 있다는 '고백의 욕구'와 연결지어 이야기해 볼 수 있다. '고백의 욕구'를 잘 보여주는 이야기 중에, 너무나 유명한 '임금님 귀는 당나귀 귀' 이야기가 있다. 요즘은 '고백하기'를 목적으로 한 인터넷 사이트까지 생겨났다고 한다. 이 또한 사람들이 마음속에 담아둔 생각을 누군가에게 드러내고자 하는 욕구가 있기 때문에 나타나는 현상이다.

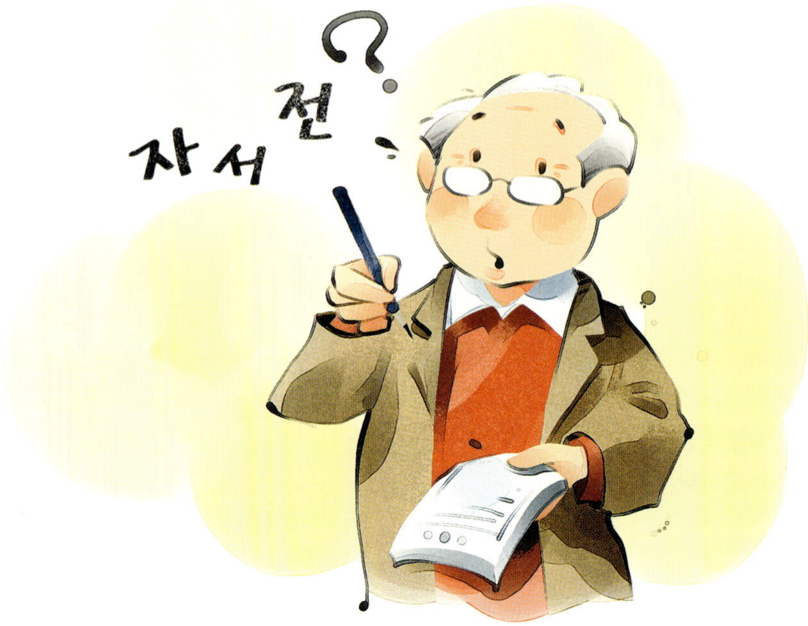


자서전 쓰기는 또한 과거를 돌이켜보는 과정을 통해 현재의 내 모습을 바로 세울 수 있게 한다. 아무런 의미가 없는 과거를 가진 사람은 없다. 누구든지 말할 만한 이야깃거리를 가지고 있으며, 나 자신이 이야기 그 자체이기도 하다. 의미 없다고 여겨지는 과거도 새로운 기억으로 의미를 만들어 갈 수 있으며, 이를 통해 미래의 내 모습을 바로 세울 수 있는 힘을 가지게 될 것이다.

동양의 많은 현인들은 자신을 가다듬기 위해, 즉 자기 수양을 위해 글을 쓴다고 말하기도 했다. 다시 말하면, 자서전 쓰기는 '나는 누구인가?', '내 인생은 어떤 의미가 있을까?' 라는 질문에 대한 답을 찾는 노력의 과정이 될 수 있다. 사람들은 바쁘고 정신없는 인생을 살아가지만 그 가운데에서도 인간이기 때문에 삶의 의미를 묻는 특별한 욕구가 생기게 마련이다. 나이가 들면 그 욕구가 더 커진다고 한다. 자서전 쓰기는 이렇게 자기를 되돌아보고 반성하면서 인격을 다듬어가는 효과도 있다.

그런가 하면, 살아온 인생에 대한 진솔한 기록은 가족에게 소중한 유산으로 남겨질 수 있다. 나의 부모, 조부모가 삶을 구성해 온 기록을 읽으면서 후손들은 윗세대의 삶에 대한 이해를 넓히고, 자신들의 삶의 귀감으로 삼을 수 있다. 따라서 '내가 과연 할 수 있을까?', '자랑할 것이 없다.', '글쓰기는 어렵다.' 는 등의 걱정은 저 멀리 붙들어 매어 두고 진실한 인생의 기록, 자서전 쓰기에 도전해 볼 것을 권한다.

## 2. 자서전 쓰기를 통해 얻을 수 있는 좋은 점

### 1) 자신에 대한 이해

머리가 희어지고, 체력이 떨어지는 등 우리의 몸은 나이가 들어 감에 따라 변화한다. 물론 사람마다 그 변화의 속도나 정도에 있어 차이가 있겠지만, 거울 보고 사진 찍는 일이 반갑지 않을 정도로 주름이 늘고, 외모가 변해 가는 것만은 피할 수 없는 사실이다.

그런데 우리는 종종 이런 겉모습의 변화에는 많은 신경을 쓰면서, 정작 중요한 내 마음의 변화를 제대로 들여다보려 하지 않는 경향이 있다. 노년기는 하늘의 명을 알고(知天命), 귀가 순해지는 때(耳順)라고 하였던가? 과연 나는 나이 들면서 생각과 마음씀에 어떤 변화를 겪는가 하는 점을 이해하는 것은 의미 있는 노년기를 보내는 데 매우 중요하다.

이런 면에서 자서전 쓰기는 노년기에 접어든 나의 진정한 모습을 이해하고, 내가 '나'와 제대로 된 의사소통을 할 수 있는 통로가 된다. 자신이 누구인지에 대해 쓰다 보면 자신을 구성하고 있는 특별한 요소가 무엇인지, 다른 사람들과는 어떠한 점에서 다른지 등에 대해서 알 수 있게 된다. 글을 쓰는 과정을 통해 생각을 정리하고, 이전에는 몰랐던 나의 새로운 모습을 발견하기도 한다. 글을 통해 나를 드러내면서, 또한 내가 어떤 존재인가를 깨닫게 되기도 한다.

### 2) 마음에 대한 위로

노년기에는 몸이 늙어지는 것뿐만 아니라 자녀들은 자라서 품안을 떠나가고, 일로부터 은퇴하여 경제력이 급격히 약화되는 등 많은 변화를 겪게 되고, 그에 따라 마음이 약해지기 쉬워진다. 평생을 같이한 배우자나 친구가 세상을 먼저 뜨는 힘든 경험도 하게 된다.

자서전 쓰기는 이런 때에 큰 힘을 발휘하는 경우가 많다. 즉 자서전을 쓰는 활동을 통해 삶을 돌아보는 일에 몰입함으로써 스스로를 위로할 수 있다. 과거의 행복했던 때나 적극적으로 인생을 살아 과업을 달성했던 때 등을 회고해 보거나 슬프고 아픈 경험을 이겨냈던 기억을 통해 과거에 가졌던 열정과 활력을 되새김질해 볼 수 있다.

### 3) 인생의 의미 재발견

인간의 평균수명이 끊임없이 연장되는 요즘처럼 장수에 대한 기대가 커질수록 사람들은 '잘 늙고, 잘 사는 것'을 갈망하게 된다. 즉 자신의 삶에 대한 기억을 떠올리는 과정에서 노년기 생의 의미를 찾아가는 것은 중요한 발달적 과업인 것이다. 자서전 쓰기가 의의를 가지는 측면은 여기에서도 발견할 수 있다.

누구에게나 인생의 과거와 현재 그리고 미래가 존재한다. 과거에 대한 회상과 기억을 새로이 하는 과정은 지금 현재와 다가올 미래의 삶을 살아가는 데 어떤 식으로든 도움이 될 것이며, 수명이 길어질수록 앞날까지 살아갈 시간은 길어지므로 이 작업이 갖는 중요도 또한 커지게 되는 것이다.

예를 들어, 과거에 자신이 어떠한 적응 전략들을 사용하여 어려움을 헤쳐 나갔는지 인식하고, 이를 현재의 어려움을 해결하는 데 다시 적용해 볼 수도 있다. 과거의 경험이 현재 직면해 있거나 미래에 닥칠 어려운 시간들에 잘 대처해 나갈 수 있는 밑거름이 될 수 있는 것이다.

### 4) 가족과 후손에 대한 유산

우리 개인의 역사는 가족과 후손들에게 감동을 주는 선물이다. 우리들 대부분은 우리의 뿌리에 대해 호기심을 가진다. 그리고 우리 부모님과 그 이전의 조상에 대해 더 많은 것을 알고 싶어 한다. 그러한 이야기들이 결국 오늘의 나와 연결되어 있기 때문이다.

과거를 돌이켜 보면 늘 잘 살기만 한 것은 아닐 것이다. 실패도 있고, 나쁜 일도 경험했을 수 있다. 모든 인생이 순탄하기만 한 것은 아니고, 항상 좋은 결과만을 얻는 것도 아니다. 그런데 생각을 바꾸어 보면, 내가 경험한 나쁜 일이나 어려움에 처했을 때 현명하지 못했던 당시의 부적절했던 처세까지도 후손들에게는 좋은 본보기가 될 수 있다.

다시 말해, 나와 후세의 자손들을 이어 주는 다리 역할을 자서전이 하게 되는 것이다. 가족에 관한 역사를 공유하는 것은 내가 이 가족(가문)에 소속되었다는 느낌과 더불어 우리의 피와 정신을 통해 가족(가문)의 면모가 전달되고 있다는 느낌을 강하게 전해 주게 된다. 이는 우리가 학교 교육을 통해 우리의 역사를 듣고 배우는 것과 같은 이치이다.

따라서 자서전 쓰기를 할 때에는 가족과 후손에 이를 전달한다는 전제 하에 내가 경험한 성공뿐만 아니라 실패와 갈등, 고난 등의 내용을 가감 없이 살릴 수 있어야 한다. 그리고 우리 가족만이 가진 닮은 점, 함께 기억하면 좋을 만한 가족과 관련한 일화 등을 쓰면 좋을 것이다.

### 5) 죽음에 대한 긍정적인 준비

흔히 하는 말로 죽게 되리라는 사실은 누구나 알지만, 자기의 죽음은 아무도 믿지 않는다는 말이 있다. 다른 사람은 다 죽어도 나는 안 죽을 것 같은 억지 말이다. 이렇게 우리는 정작 자신의 죽음에 대해 깊이 생각해 볼 계기를 갖지 못한 채 하루하루를 살아간다.

우리는 죽음을 준비하는 것에 서투르다. 아예 준비가 없다는 표현이 더 적합하겠다. 그러나 어차피 피할 수 없는 죽음이라면, 더구나 노년기에 접어들면서 자서전을 써볼 결심을 한 마당이라면 나의 죽음에 대해서도 생각해 볼 필요가 있다. 죽음을 긍정적으로 생각하고, 준비해 볼 수 있는 기회를 가진다는 것이 자서전 쓰기의 큰 효과 중의 하나이기 때문이다. 언제든 죽을 수 있다는 사실을 인정하고, 죽음에 대해 준비한다면 자기의 삶에 더 적극적으로 참여하며 살아갈 수 있을 것이다.

내가 지금까지 어떠한 삶을 살아왔는가 하는 것을 천천히 돌아보고, 앞으로 남아 있는 날은 어떠한 모습으로 살아갈 것인가에 대해 계획해 보는 것은 남아 있는 삶을 보다 의미 있고 가치 있게 만들어주는 계기가 된다. 일생에 대한 회상을 통해 자신을 더욱 잘 알고, 이해할 수 있게 됨으로써, 비로소 죽음을 긍정적으로 맞이할 수 있게 된다는 것이 바로 자서전 쓰기가 가진 큰 힘이다.

## 3. 자서전은 어떤 방식으로 쓸 수 있을까?

자서전을 쓰기 전에 먼저 어떤 방식으로 쓸 것인가를 결정해야 한다.

자서전은 구성방식에 따라, '연대기별로 쓰는 자서전'과 '주제 중심의 자서전'으로 나눌 수 있다. '연대기별 자서전'이란 내 인생 전체의 삶을 시간의 흐름에 따라 훑어보는 방식으로 작성하는 자서전을 말한다. 반면에, 살아오면서 경험하는 특별한 사건 위주로 쓰는 자서전을 '주제 중심의 자서전'이라고 한다.

또한 혼자서 자서전 쓰기를 할 것인지, 아니면 비슷한 나이의 사람들과 함께 모여 살아온 인생에 대한 이야기를 나누면서 이를 글로 쓰는 그룹 활동으로 자서전을 쓸 것인지도 결정해야 한다. 요즈음은 노인복지관이나 노인대학 등 다양한 곳에서 이 두 가지 방식의 자서전 쓰기 강좌나 프로그램 등이 마련되어 있으므로 그 중에서 선택하는 것도 한 방법이다.

시간의 흐름에 따라 자서전을 적어가는 것은 가장 손쉬운 접근법으로, 많은 사람들이 이 방식으로 자서전을 쓰는 것을 선호한다. 내가 태어나서부터 지금에 이르는 삶의 전 과정을 쓸 것이라고 결정했다면 다음 장에서 설명하는 인생 시간표 작성을 참조할 수 있을 것이다. 또는 인생 곡선 그리기 방법을 활용하여 출생부터 현재까지 살아오는 동안에 인상에 깊이 남아 있거나, 실제로 인생의 방향을 결정하는 데에 중대한 영향을 준 주요한 사건이 일어난 시점을 찾아보고, 그 시점에 대해서 쓰는 방법이 있을 수 있다.

주제를 중심으로 글을 쓰는 것은 내가 가장 하고 싶은 이야기를 정하고, 그 주제를 중심으로 글을 쓰는 방식이다. 예를 들자면, 지금까지 살면서 가장 슬펐던 기억이나, 영광스러운 순간, 나의 가족이나 친구 등을 하나의 주제로 정하고, 그 주제에 대해 자세하게 써내려가는 방식이다. 주제를 중심으로 글을 써 나갈 경우, 자세한 글쓰기가 되어야 한다. 그 주제가 왜 내 인생에서 중요한 의미를 가지는지에 대해 읽는 사람들 또한 공감할 수 있어야 하기 때문이다.

다음에서는 이들 다양한 성격의 자서전에 대하여 조금 더 자세히 살펴보기로 한다.

## 1) 구성 방식에 따른 구분

### (1) 연대기별로 쓰기

막상 자서전을 쓴다고 할 때, 자신의 이야기를 어디서부터 어떻게 글로 표현해야 할지 막연하여 고민을 하게 되는 경우가 많다. 살아온 날이 많고 경험한 것들이 많기 때문에 이들을 어떤 식으로 정리하고 글쓰기의 틀을 짤 것인가 하는 점이 쉽지 않다. 그리고 이러한 경험들에 어떻게 의미를 부여해야 좋을지 몰라서 어려움을 겪게 된다. 이것은 자서전 쓰기 강좌를 진행해 본 강사들이 공통적으로 하는 이야기다. 노련한 강사들의 경우에는 시나 소설, 신문의 사설 등을 어르신들과 함께 읽은 뒤에 어르신들의 경험과 연관지을 수 있는 부분이 있는지 등을 탐색해 보는 방법을 써보기도 하고, 틀에 너무 얽매이지 말고 마음 내키는 대로 지나온 시절에 대해 친구에게 편지 쓰는 식으로 써

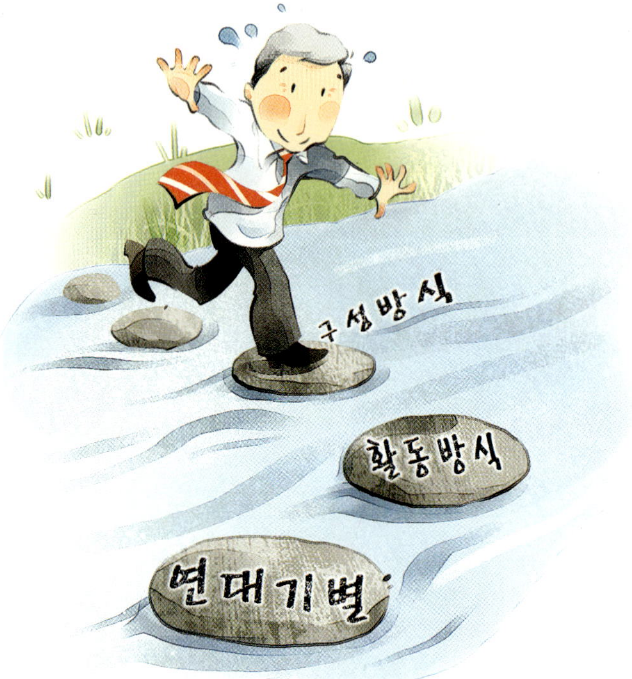


보는 방법을 추천해 보기도 한다.

자서전을 어디서부터 시작해야 할지 막막할 때, 가장 손쉽게 접근할 수 있는 방법이 시간의 흐름에 따라 자서전을 써보는 연대기별 쓰기 방식이다. 자신이 살아온 인생 시간표를 만들어보고, 그 시간표를 기본 뼈대로 하여 이야기를 써나가는 방식을 취할 수도 있다. 자신의 인생을 출생부터 현재까지로 놓고 보았을 때, 어떤 시점에서 무슨 일이 있었고, 그 당시에 어떤 마음과 감정을 느꼈는지 등을 살펴서 이를 그래프로 그리고, 그렇게 하여 만들어진 그래프 기록을 기초로 글을 쓰는 방식이다. 그 구체적 방법에 대해서는 뒤에서 자세히 소개하기로 한다.

인생 시간표 작성에 기초한 자서전 쓰기를 할 경우, 출생, 학교 입학과 졸업, 취업, 결혼 등을 포함한 나의 개인적인 사건뿐만 아니라 집안에 일어났던 크고 작은 일, 그리고 역사적 · 사회적인 사건들까지도 시간표에 포함시킨다면 자서전을 구성하는 내용이 한층 풍부해질 것이다.

이때에는 나의 기억이나 가까이 있는 사람들의 증언, 당시의 상황을 기록한 일기나 편지글, 사진, 신문이나 방송자료 등을 참조하여 연대기 표를 작성하여 기초자료로 이용한다. 그 연대기 표를 기초로 하여 자서전을 써나간다면 개인의 삶과 가족, 그리고 사회의 역사까지도 아우르는 훌륭한 자서전이 될 수 있을 것이다.

### (2) 주제를 중심으로 쓰기

지나온 자신의 인생에서 중요한 것들을 꼽으라고 한다면 머릿속에 떠오르는 무엇인가가 있게 마련이다. 그것은 가족일 수도 있고, 자신이 몸담고 종사해 온 직업일 수도 있다. 이렇듯 살아오면서 중요하다고 생각하는 주제를 선택하여 그와 관련한 내용을 쓰는 것도 자서전 쓰기의 한 방법이 될 수 있다.

대부분의 사람들은 인생의 중요한 주제로 가족, 직업, 인생을 바꾸게 한 큰 생애사건, 가치관 등을 생각한다. 이러한 주제들은 긴 인생을 살아오면서 삶의 중심에 놓여 있던 것들로, 이러한 틀 안에서 자신의 인생을 돌아보는 것은 위기 극복이나 인생의 다음 단계로의 발전에 유용하다. 그리고 이러한 주제들은 인생 경험과 사건들에 대하여 각자가 어떻게 대처하였는지를 보여주는 기록으로서 후손 세대에게 의미 있는 유산이 될 수 있다.

이러한 주제들은 대부분의 사람들의 삶에 중요한 자리를 차지하는 것들이기 때문에 그룹 활동을 통한 자서전 쓰기를 할 때에 이러한 주제적 접근을 하면 그룹 구성원들 간에 쉽게 서로를 이해하게 되는 장점이 있다. 이러한 주제들에 대한 공통된 경험과 감정 등을 함께 나누게 됨으로써 그룹 활동이 보다 활발하게 진전되기도 한다.

## 2) 활동 방식에 따른 구분

### (1) 개인이 단독으로 쓰는 자서전

이 교재는 노인대학 등에서 여러 노인들이 함께 자서전 쓰기 활동을 진행할 수 있도록 안내하는 역할을 주로 하도록 구성되어 있다. 따라서 이 교재에서는 그룹 활동을 통한 자서전 쓰기를 비교적 자세히 설명하였다.

그러나 다른 사람들과 어울려 이야기 나누는 것 자체에 대한 부담감이 크거나, 거동이 불편하다든가, 혼자서 사색하면서 글을 쓰는 것에서 더 큰 즐거움을 느낀다든가 하는 등 그룹 활동을 통해 자서전을 쓰기보다 단독으로 자서전 쓰기 활동을 하는 것이 더 낫겠다고 판단한다면, 혼자서 자서전 쓰기를 진행해 나갈 수 있다.

이때에는 본인이 전문작가가 아니라는 점을 명심하고, 솔직한 나의 감정이 잘 드러날 수 있는 글을 쓰도록 한다. 자서전을 다 쓴 다음에 꽁꽁 숨겨두고 나 혼자만 볼 것이 아니므로 내가 가진 삶의 지혜를 다른 사람과 나눈다는 마음으로 글을 쓰도록 한다. 글이 잘 써지지 않고 막히는 때가 있으면 다른 사람들이 쓴 자서전을 한 번씩 들춰보면서 남들은 어떤 식으로 글을 썼는지 참고하는 것도 나쁘지 않다.

개인 자서전 쓰기의 단점은 글을 쓰는 과정에서 글쓰기를 이끌고 지도해 줄 사람이 마땅히 없다는 점이다. 또 함께 자서전을 써나가는 동료가 없기 때문에 그룹으로 진행하는 것보다 내 경험이 가진 의미를 발견하기가 어려울 수 있다. 이때에는 가까이 있는 가족이나 친구들에게 글 쓰는 과정을 공개하여 그들로부터 도움을 얻을 수 있으면 좋다. 이렇게 할 때에 내 경험이 가진 참다운 가치를 더욱 잘 볼 수 있게 된다. 그리고 이렇게 함께 이야기하는 과정을 통해 서로를 더 잘 이해하게 된다는 보너스까지 얻을 수 있다.

기억 속 옛일은 가물가물하고, 눈은 침침하고, 손가락은 굳어 글을 쓰는 작업이 매우 벅차게 느껴질 수도 있다. 무엇이든 쉽게 얻는 것은 쉽게 빠져나가는 법, 의지를 다져야만 가능한 일이 바로 자서전 쓰기다. 일단 자서전을 쓰고자 하는 확고한 의지가 있다면 혼자서 생각하고, 글을 쓰고 다듬고 하는 과정을 통해 인생을 회고하고 자신이 어떤 사람인지 다시 한 번 생각할 수 있는 뜻깊은 시간이 될 것이다. 책으로 모양새까지 갖추어진다고 생각하면 더없이 흐뭇하고, 보람된 일이기도 하다. 시작이 반이라는 말을 믿고 도전해 보기를 바란다. 이 책에서 자세히 제시하고 있는 설명을 차분히 차례대로 따라가다 보면, 그리

크게 어렵지 않게 자서전이 완성될 수 있을 것이다.

### (2) 그룹 활동을 통해 쓰는 자서전

다른 사람들과 더불어 친밀감을 나누며 살아가기를 원하는 것은 모든 인간이 기본적으로 가지고 있는 정서다. 그러나 현대사회의 사람들은 서로 고립되어 살아가는 경향이 있다. 대가족이 모여 사는 경우는 드물고, 한 집에서 사는 가족들도 각자가 바쁘기 때문에 주말이나 되어야 같은 상에 앉아 밥을 먹을 수 있는 실정이다. 따라서 우리는 좀처럼 우리의 일상에 대해, 인생에 대해 편안하게 앉아 이야기 나눌 수 있는 기회를 갖지 못한다.

노인대학에 다니는 노인들을 위해 이 교재가 발간된다는 점을 생각해 보면, 비슷한 연령대의, 비슷한 사회문화적 경험을 함께 한 사람들이 모여 인생을 회고하고 이를 바탕으로 글을 쓰는 '그룹 자서전 쓰기 활동'이 노인들로 하여금 편안하게 인생에 대해 이야기를 나누는 장을 제공할 수 있을 것이라 생각된다.

우리의 삶의 경험에 대해 다른 사람들과 이야기를 나누고, 이를 글로 쓰는 과정은 지나간 시간과 현재에 대한 보다 깊은 이해를 돕는 등 우리의 삶을 보다 의미 있는 것으로 만들어준다. 비슷한 연령대에 있는 사람들끼리 그룹을 구성하고, 공통된 사건과 공통의 관심사를 논의하다 보면 묻힌 기억들이 속속 떠오르고, 활동에 참여한 노인들끼리 공감대가 형성되면서 마음속 이야기를 털어놓다 보면 삶의 스트레스가 사라지는 경험을 하기도 한다.

또 내가 어떤 사람이었는지, 사람들은 나를 어떻게 보는지, 나는 어떤 사람이 되고 싶은지 등에 대해서 보다 깊이 생각해 볼 수 있는 기회를 가질 수 있는 등 그룹 자서전 쓰기의 효과는 참으로 풍부하다고 하겠다. 그룹 자서전 쓰기와 관련한 내용은 4장에서 보다 상세하게 살펴보도록 한다.

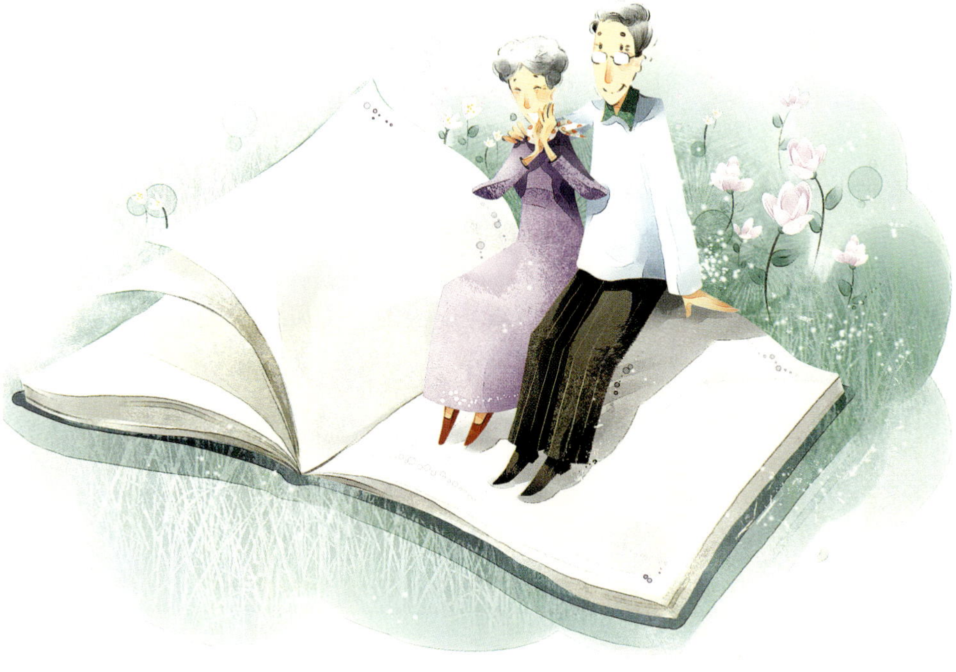

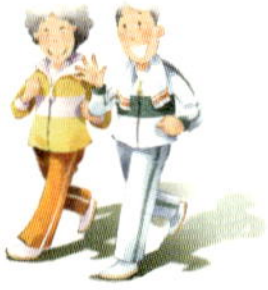

## 실천해야 할 일

1. 나는 왜 자서전 쓰기 활동을 하기로 했는가에 대해 한번 생각해 보고, 이를 글로 정리해 봅니다.

2. 다른 사람이 쓴 자서전을 한 권 정도 읽고, 글쓴이가 어떤 생각에서 자서전을 쓰고자 하였는지 그 동기를 파악해 보고, 다 읽은 뒤에 어떠한 느낌을 받았는지에 대해 생각해 봅니다.

3. 노인대학에서 진행하는 '그룹으로 자서전 쓰기 활동'에 참여하기에 앞서, 나는 그룹 활동을 통해 어떠한 점을 얻기를 기대하는지, 또 내가 다른 노인들에게는 어떠한 도움이 될 수 있는지 등에 대해 생각해 봅니다.

# 2 연대기별로 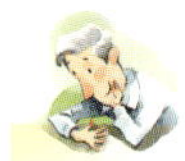 쓰는 자서전

## 1. 인생 시간표 작성하기

우리의 삶이 전개되는 모습은 우리가 태어난 역사적 시점과 지역, 사회적 환경 등에 의해 많은 부분 영향을 받게 된다. 그리고 우리 개개인의 삶의 모습이 모여서 결국은 그 사회의 역사가 되는 것이다. 그러므로 평범한 '나' 개인의 기록도 귀중한 역사적 · 문화적 자료가 될 수 있다.

개인의 생애는 역사적 · 사회적 흐름 안에서 이루어지는 것이므로, '나' 개인의 삶의 진행과 사회적 이슈를 연관시켜 자서전 쓰기에 포함시키는 것도 좋은 자서전 쓰기의 한 방법이다. 이렇게 함으로써 내 인생의 흐름을 시대적 흐름의 큰 틀 안에서 다시 한 번 바라보게 되고, 다각적으로 해석해 볼 수 있기 때문이다. 또한 사회적 사건을 내 인생

안으로 끌어들여 자서전을 씀으로써 보다 풍부하고 다양한 자서전 내용을 꾸릴 수가 있다.

나의 자서전에는 나 자신의 이야기뿐만 아니라 우리 가족, 집안, 사회의 이야기도 포함될 수 있다. 따라서 인생 시간표에는 나의 개인적 사건뿐만 아니라 집안의 대소사나 정치 · 경제 · 사회적으로 나의 일생과 아주 밀접한 연관을 가지는 사건들을 기록할 수 있다.

먼저, 자서전의 내용을 자세히 써내려가기 전에 자신의 삶의 대략적인 역사를 인생 시간표 형태로 작성해 보도록 하자. 이렇게 하는 것은 여러 가지 측면에서 짜임새 있는 자서전이 되도록 도와준다. 인생 시간표를 잘 만드는 것은 마치 집을 짓는 데 있어 튼튼한 기초공사를 하는 것과 같다. 인생 시간표를 한번 작성하는 것으로 끝내지 말고 자주 들여다보고 손질하면서 빠진 것은 없는지 생각하고 포함시키는 노력을 반복하는 것도 좋은 자서전을 쓰기 위해 중요하다.

인생 시간표의 장점과 작성 방법을 구체적으로 살펴보면 다음과 같다.

### 1) 인생 시간표 쓰기의 장점

자신의 일생을 사진 찍은 것처럼 선명하게 기억하는 사람은 별로 없다. 설사 기억을 한다고 해도, 그것을 단숨에 글로 옮겨 쓰는 재주를 가진 사람은 더더욱 드물 것이다. 따라서 기억을 더듬어 인생 시간표를 먼저 작성하고, 그 시간표의 내용에 기대어 지나온 일생을 기술하고 다듬어 감으로써 우리는 중요한 사건이나 시기를 누락하지 않은 채 인생사를 온전히 이야기할 수 있다.

다시 말해 인생 시간표를 쓰고 다듬는 과정을 통해 우리는 지금까지 살아온 전체적인 인생의 흐름과 진행을 한눈에 확인할 수 있고, 그에 따라 일생에서 중요한 사건이나 시기 혹은 인물 등을 빠뜨리지 않고 정리할 수 있는 것이다.

특히, 이 교재가 사용될 노인대학 자서전 쓰기 교실은 자서전 쓰기를 경험하지 않은 노인들이 대상이 될 것이다. 그러므로 자서전 쓰기에 초보자인 노인들을 대상으로 인생 시간표를 작성케 하고 그에 따라 자서전을 엮는 방법을 제시하면, 방향성을 잃지 않고 자서전의 내용을 일관되게 써나갈 수 있는 데에 도움이 될 것이다.

인생 시간표가 가진 가장 큰 이점이라면 잊고 있었거나 기억이 가물가물하던 일, 그리고 언제 일어난 일인지 그 시기가 명확하지 않았던 사건을 떠올리고 되살리는 데에 큰 도움이 된다는 것이다. 퍼즐 조각을 끼워 맞추는 것과 같이 사건과 시기의 앞뒤를 살피어 인생 시간표를 작성하다 보면 구체적인 시기와 그때에 관련된 사건들에 대해 보다 효과적으로 회상할 수 있으며, 이 기억을 글로 옮겨 쓰게 됨으로써 자서전의 내용이 한층 더 깊어지고, 넓어지게 될 것이다.

앞서 이야기했듯이 인생 시간표에는 개인적인 인생사를 포함하여 가족과 사회적 사건까지도 기술한다. 따라서 노인들 개개인의 삶이 단지 개인의 역사에만 그치는 것이 아니라 시대와 사회배경 안에서 구체화되면서, 귀중한 문화적 · 역사적 자료로서의 가치도 획득하게 된다.

## 2) 인생 시간표 작성법

### (1) 인생 시간표 작성하기

인생 시간표를 작성하는 데에 따로 정해진 방법이 있는 것은 아니나 대체로 개인 사건, 가족 사건, 사회적 사건을 시간의 순서대로 기록하는 것이 보편적이다. 인생 시간표를 작성할 때에는 일단 생각나는 대로, 떠오르는 기억의 순서대로 빨리 적는 것이 좋다. 그렇게 적어놓고 난 다음에 기억의 빈 곳을 찾아내어 보충하는 방식을 취하면 된다.

내가 어렸을 때 사회적 · 역사적 · 정치적으로 무슨 일이 있었던가를 기억해 내기란 쉽지 않다. 하물며 나의 일이 아닌 가족들에게 무슨 일이 있었는지 기억해 내는 것은 더 어려울 것이다. 따라서 그 시절의 사진이나 신문기사, 기록물 등과 일기, 편지 등을 참조하여 기억에서 비켜나 있는 일들을 찾아내는 방법을 취할 수 있다. 기록물에 한계가 있을 수도 있으므로 배우자나 친한 친구, 형제, 가까이 지내는 친지, 자식 등 주변 사람들의 기억에 도움을 요청할 수도 있다.

큰 종이가 있으면 아래의 〈표 2-1〉의 인생 시간표 작성의 예와 같이 일정한 간격으로 나눈 표를 그리고, 기억에 남는 시간들을 중심으로 하여 표를 분배한다. 내가 태어난 때가 자서전 쓰기의 시발점이 될 수도 있고, 부모 혹은 조부모의 출생 및 그들의 결혼이나 이사, 사망 등의 사건이 먼저일 수도 있다. 그렇게 출발점을 잡은 다음 현재에 이르는 시간을 세분화화여 구체적으로 회상한 내용을 적어 넣으면서 인생

표 2-1 인생 시간표 작성의 예

| 연도 | 나의 연령 | 개인 사건 | 가족 사건 | 사회적 사건 | 비고 |
|---|---|---|---|---|---|
| 1883 | – | | 조부 출생 | | |
| 1888 | – | | 조모 출생 | | |
| 1904 | – | | 어머니 출생 | | |
| 1909 | – | | 아버지 출생 | | |
| 1932 | 1 | 출생 | | | |
| 1933 | 2 | | 아내 출생 | | |
| 1938 | 7 | | 동생 출생 | | |
| 1940 | 9 | 초등학교 입학 | | | |
| 1943 | 12 | | 동생 출생 | | |
| 1945 | | | | 조국 광복 | |
| 1946 | 15 | 초등학교 졸업 | | | |
| 1948 | 17 | | 어머니 사망 | | |
| 1950 | 19 | | | 6·25전쟁 발발 | |
| 1950 | 19 | 북에서 피난 내려옴 | | | |
| 1953 | 22 | | | 휴전협정 | |
| 1955 | 24 | 결혼 | | | |
| 1956 | 25 | | 딸 ○○출생 | | |
| 1958 | 27 | | 장남 ○○출생 | | |
| 1961 | 30 | | | 5·16 쿠데타 발발 | |
| · | · | · | · | · | · |
| · | · | · | · | · | · |

시간표를 만들면 된다.

시간을 기록할 때에는 출생부터 현재까지의 기간을 1년 혹은 3년에서 5년 단위로 분배할 수 있다. 세밀한 기억이 가능한 시기라면 1년 단위로 분배하는 것이 좋다.

### (2) 개인 사건 · 가족 사건 · 사회적 사건

인생을 살면서 겪은 사건을 모두 기억하고 기록한다는 것은 거의 불가능하다. 따라서 자신의 인생에서 중요한 일, 전환점을 중심으로 기록하는 것이 좋다. 가령 출생이나 입학, 졸업, 결혼, 자녀 출생 등을 중심으로 기록하는 것이 그 한 예이다.

이때 부모나 조부모, 형제, 배우자, 자녀 등 가족과 관련된 일들을 중심으로 하여 기록을 시작하는 것도 좋은 방법이 된다. 내가 태어나 자라면서 함께한 가족도 물론 있지만, 우리는 또 결혼을 통해 새로운 가족을 형성하게 된다. 시가 혹은 처가 가족과 관련된 이야기, 즉 결혼과 함께 넓어진 가족관계나 그들과 얽히고설킨 이야기를 풀어내는 것도 자서전의 내용을 한층 풍부한 것으로 만들어줄 것이다.

앞에서도 여러 차례 이야기했지만 개인의 삶은 사회적 사건이나 사회적 변화와 결코 동떨어진 것이 아니다. 6 · 25전쟁을 경험한 세대라면 전쟁이라는 사회적 사건과 그로 인한 변화가 개인의 삶 속 구석구석에까지 박히지 않을 수 없다. 피난을 내려오는 도중에 가족을 잃었을 수도 있고, 군대에 징집되어 생사를 넘나든 기억을 가지고 있을 수도 있다. 예를 들면, 현재 자원봉사자로 꾸준히 활동하게 된 시발점이 '88 서울올림픽' 이라는 국가의 중대한 행사를 치르면서라면 올림픽은 내 인생과 뗄 수 없는 사회적 사건인 것이다.

이렇듯 자신의 삶이 사회적 사건에 대한 기억을 통해 더욱 구체화되고 생생하게 살아날 수도 있기 때문에 사회적 사건의 기록을 인생 시간표에 포함시키는 것은 아주 중요하다. 따라서 세계적 · 국가적 · 사회적으로 중요했던 사건들, 특히 자신의 삶에 중요한 영향을 끼쳤던 사건을 중심으로 인생 시간표에 기록을 하도록 한다.

인생 시간표의 내용을 위에서 보여준 〈표 2-1〉 방식보다 더 서술형으로 작성할 수도 있는데 이때에도 마찬가지로 개인 사건, 가족 사건, 사회적 사건을 쓰는 칸을 마련하고, 그에 해당하는 내용을 서술형으로

**표 2-2** 서술형으로 인생 시간표 작성하기

| 연도 | 개인 사건 | 가족 사건 | 사회적 사건 |
|---|---|---|---|
| 1930 | | 조부 홍길동,<br>조모 손말순 결혼 | 광주학생운동의 여파로 전국적으로 학생들의 대시위운동이 파급됨. 소작쟁의 노동쟁의가 확산됨. |
| 1933 | | 아버지 홍부길 탄생<br>백부 홍순길 장티푸스로 사망함 | 조선쌀의 일본 수출 규제,<br>총독부가 만주 거주 조선인 보호시설을 만듦 |
| 1955 | | (부모) 홍부길,<br>문영자 결혼 | |
| 1957 | 나, 홍철동 탄생 | 수유리로 이사함 | 경제부흥 6개년 계획안 수립, 한일회담 재개 |
| · | · | · | · |
| · | · | · | · |

작성하도록 한다. 그 예는 〈표 2-2〉와 같다.

### 3) 인생 시간표의 자료 찾기

인생 시간표를 작성하는 것은 결코 쉽지 않다. 앞에서도 말했지만 이미 오래된 기억을 떠올리는 것 자체가 쉽지 않으며, 무수한 기억 중에서 자서전의 내용으로 삼을 만한 것을 선택하는 것 또한 많은 생각이 필요한 일이다.

그렇더라도 자서전은 과거에 내가 경험한 사건과 걸어온 행적을 중심으로 구성하는 것이기에 상당부분 나의 기억에 의존할 수밖에 없다. 기억을 길어 올리는 과정이 바로 '회상回想' 이다.

시간이 지나면 우리의 기억 중 상당부분은 빛이 바래고 정확도가 떨어지게 마련이다. 따라서 이렇게 불완전한 기억에만 의존해서 자서전을 쓴다는 것은 애초에 가능한 일이 아닐 수도 있다. 따라서 회상에 도움을 줄 만한 자료들을 모으고, 이를 참고로 하면, 기억을 재생산 · 구성해 내는 데 도움이 될 수 있다. 과거의 기록들이 담긴 일기나 사진, 메모나 편지, 서류들을 찾아내면 자서전 쓰기에 크게 참고가 될 수 있다. 또는 가족이나 친구, 친척, 이웃 등 나를 잘 아는 주변 사람들과 이야기를 하여 자서전 쓰기의 소재가 되는 자료를 수집한다면 자서전의 내용을 보다 알찬 것으로 만들 수 있다.

특히 일기는 매일매일의 사건들과 그 사건들에 대한 개인적인 감상과 생각들이 담겨 있으므로 자서전 쓰기의 훌륭한 자료가 된다는 것이 자서전 쓰기 전문가들의 견해이다. 그러나 일기 자체가 그대로 자서전이 될 수는 없다. 일기는 그 당시의 나의 경험과 생각, 감정인 것이고, 자서전은 지금 현재의 시점에서 인생 전체를 돌아보았을 때 당시의 경험이 갖는 가치와 무게를 살리고, 그에 대한 나의 생각과 감정을 쓰는 글이기 때문이다. 다시 말해, 자서전은 자신에 대한 종합적인 인식 및 분석, 전망까지도 포함하는 글쓰기이고, 일기는 자서전의 좋은 자료라고 보는 것이 정확할 것이다.

완벽하지 않은 나의 기억을 보충해 주고, 나의 관점을 바로잡아줄 수 있는 좋은 방법의 하나는 주변 사람들을 인터뷰하는 것이다. 예를 들어, 어머니에 대한 기억도 나와 동생 또는 형이나 오빠, 누이가 다 똑같지는 않을 것이다. 학창시절에 벌어졌던 일에 대해서 친구와 선생님, 나의 기억과 관점이 다 같을 수는 없을 것이다. 따라서 나와 관련된 여러 사람들, 예를 들면 부모, 형제, 친구, 선생님, 직장 동료들 이웃 등의 기억들을 함께 모으면, 나의 과거에 대한 보다 풍부하고 통합적인 글쓰기를 할 수 있다. 이를 계기로 주변의 소중한 사람들과 오랜만에 전화통화를 하거나 직접 만나 이야기를 나누는 시간을 갖는다면 과거를 회상하는 즐거움이 배가 될 것이다.

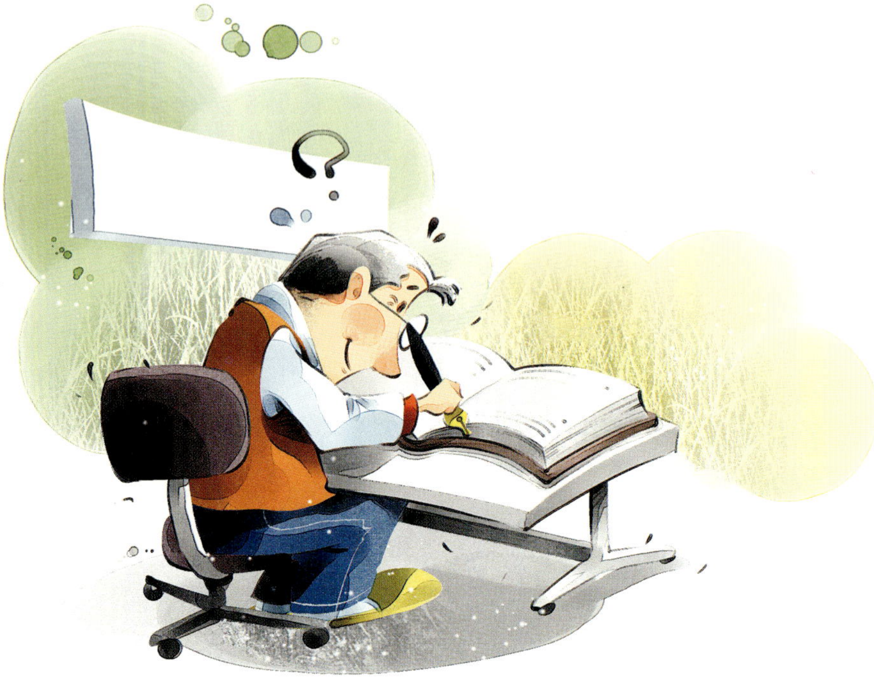

## 2. 인생 곡선 그리기

인생 곡선 그리기는 자신의 일대기를 조망할 수 있는 또다른 방법이다. 지금까지 살아온 인생을 돌아보며, 자신의 인생에서의 전환기, 가장 행복했던 지점, 불행했던 지점 등을 잇는 곡선을 그려보는 작업이다. 〈표 2-3〉에 그 예가 있다. 자서전 쓰기 활동을 그룹으로 진행하게 되는 경우, 그룹 활동을 지도하는 강사는 참여자들에게 각자 자신의 인생의 전환기와 가장 행복했던 시기, 그리고 현재의 지점 등에 대해 이야기하도록 격려하여, 사람들의 생각을 정리하도록 도와줄 수 있다.

그래프를 그리는 것은 생각처럼 어려운 일은 아니다. 〈표 2-3〉을 참고하여 따라 해 보도록 하자. 먼저, 세로축과 가로축을 그린 다음에 가로축에는 '나이'를 표시한다. 세로축에는 〈표 2-3〉처럼 '행복감' 점수를 표시하도록 한다. 다음에는 나의 인생에 중요한 사건, 나의 삶을 크게 바꾼 사건이나 행복감에 큰 영향을 준 사건을 고른다. 가로축에서 그 사건이 일어난 연령에 살짝 표시점을 찍는다. 다음, 그 사건이 일어나던 당시의 나의 행복감이 어느 정도인지 세로축의 점수에서 찾아서 표시점을 찍어본다. 세로축과 가로축의 두 표시점에서 출발하는 가상의 직선을 그어 이 두 선이 그래프의 공간에서 직각으로 만나는 지점에 점을 찍는다. 이렇게 표시된 점은 내 삶에 있어 어떤 중요한 사건을 몇 살에 경험했으며, 그때 나의 행복감은 어느 정도였는지 나타내게 되는 것이다.

이해를 돕기 위해 예를 들어보기로 한다. 나의 인생에서 가장 중요했던 사건의 하나가 첫 자녀의 출생이라고 하자. 28세에 첫 자녀를 얻었으며, 그때 나는 행복감 100점 만점에 96점이라고 할 만큼 무척 행복했다고 기억된다고 하자. 그러면 가로축의 28세 지점에 연필을 놓은 후 직각으로 올라가는 선을 그려본다. 이때 진하게 그리는 것보다 살짝 표시가 날 정도로만 그리는 것이 좋다. 마음속으로만 그리는 것도 좋다. 다음은 세로축의 행복감 점수 96점 지점에서 출발하여 가로축과 평행을 이루도록 선을 그어본다. 가로축에서 출발한 선과 세로축에서 올라온 선이 직각으로 마주치는 지점에 점을 찍으면, 이 점(표 2-3의 빨간색 점)은 '첫 자녀 출생'이라는 중요한 사건이 일어난 당시

표 2-3 인생 곡선 그리기의 예

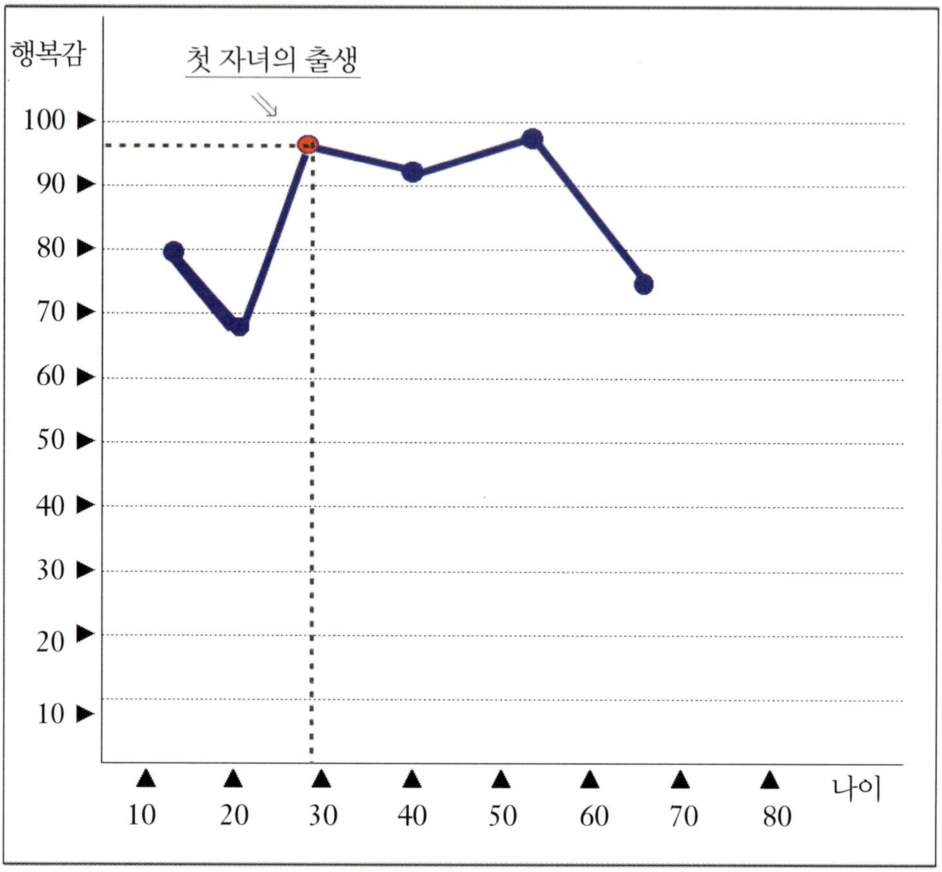


의 나의 나이와 행복감 정도를 나타내는 것이다. 이러한 방식으로 몇 가지 중요한 인생 사건들을 그래프에 점으로 표시하고 이 점들을 연결하면 그것이 바로 인생 곡선이 된다.

많은 사람들이 인생에 변화를 가져오거나 삶의 모습에 큰 영향을 끼쳤다고 꼽는 주요한 인생 사건들로는 학교 입학, 졸업이나 취업, 결혼, 출산, 이사, 은퇴 등이 있다. 이러한 사건들을 떠올려보면 그래프를 어럽지 않게 만들 수 있게 된다. 세로축에는 행복감 대신에 '생활만족도' 정도를 표시하는 등, 다양한 방식으로 인생 곡선을 그려볼 수 있겠다. 그려진 인생 곡선을 기초로 하여 자신의 생에 대한 느낌, 기억 등을 글로 정리해 보면 어느새 자서전이 완성되어 있을 것이다.

앞으로 살아나갈 미래에 대해서도 생각해 보고 그래프를 그려볼 수 있다. 자서전 쓰기는 자신의 일생 동안의 경험을 되돌아본다는 것 이상의 의미를 가진다. 자서전 쓰기는 쓰는 그 자체로 끝이 아니라 미래를 위한 출발점이라고 할 수 있다. 자서전을 쓰는 동안에 과거의 경험을 통찰하는 과정을 통하여 앞으로 남은 삶에 대한 생각을 다듬을 기회를 가질 수 있기 때문이다. 앞으로 얼마나 살 수 있을지, 그리고 앞으로 살아갈 날에 대해서 어떠한 느낌을 가지고 있는지 등을 기초로 하여 인생 곡선에 표시해 본다.

아래와 같은 질문들은 인생 곡선을 그리는 데에 있어서 생각을 정리하는 데 도움이 된다.

- 기억 속에 남아 있는 사건 중에 가장 어릴 때의 기억은 무엇입니까? 왜 그 일이 그토록 지워지지 않고 오랫동안 남아 있는 것일까요?
- 살아오면서 겪은 가장 행복했던 일은 무엇인가요? 또 가장 슬펐던 일이 있었다면 어떤 것인가요?

- 살아오면서 누구로부터 가장 중요한 영향을 받았습니까? 긍정적인 영향인가요, 부정적인 영향인가요?
- 홍수나 화재 등의 천재지변이나 전쟁이나 사고 등은 우리의 인생에 중대한 변화를 가져올 수 있습니다. 이러한 위기상황이 인생을 바꾸어놓은 경험이 있습니까?
- 이혼이나 죽음, 질병 등 당신의 인생에서 부정적인 영향을 끼쳤던 일이 있나요?
- 외부 사건이나 다른 사람에 의해서가 아니라, 스스로가 만든 인생의 주요한 흐름의 변화가 있습니까?
- 삶에 대한 나의 관점을 바꾸어놓은 인생의 사건이 있습니까?
- 다른 사람들과 사는 모습이 많이 비슷하다고 느끼나요? 아니면 많이 다르다고 생각합니까? 만약 다르다고 생각한다면 어떤 점에서 그런가요?

## 3. 회상을 돕는 시기별 질문들

자서전을 연대기별로 작성하기로 계획했다면, 어린 시절부터 현재에 이르기까지 각 시기별로 나누고, 각 시기에 특별히 기억에 남는 에

피소드를 하나 정한 후 그것을 집중적으로 탐구하고, 그에 따른 글쓰기를 진행해 나갈 수 있다. 마치 소설책이 몇 개의 챕터로 구성되어 있듯이, 자서전도 인생 각 단계를 한 개의 챕터로 하여 만들어지는 책이라고 생각하고 적어보는 방법이다.

과거를 회상하는 것은 쉬운 일이 아니라고 누차 강조했다. 어린 시절의 기억을 생생히 떠올리기란 설사 젊은이라도 힘든 일이므로, 잘 기억나지 않는다고 괜히 자신의 늙음을 책망할 필요가 없다. 과거의 기록들, 가령 일기나 편지, 사진 등이 충분하게 남아 있다면 하나의 기억이 출발점이 되어 감자 뿌리를 캤을 때 크고 작은 감자들이 줄줄이 달려 나오는 것처럼 기억의 덩이들이 줄줄이 따라 나올 가능성이 크다. 그러나 이 또한 전쟁이나 취업, 결혼 등으로 인해 한 곳에 머물러 살지 않고 자주 이사를 다닌 경우라면 쉽지 않다.

따라서 인생의 각 시기를 나누고, 그 시기에 해당하는 질문 목록을 만들어 시기별로 회상하는 것이 한 방법이 될 수 있다. 아래에 그 질문의 목록을 만들어두었으나 이 질문이 누구에게나 똑같이 해당되고 적합한 것은 아니다. 크게 아동기, 청년기(성년기), 장년기, 노년기로 인생의 시기를 구분하고, 각 시기에 경험했음직한 일들을 중심으로 질문을 만들었다. 자서전 쓰기에 도움이 될 수 있도록 인생의 단계를 보다 세분화하거나 단순화할 수 있으며, 질문 목록을 보고 각자에게 적합하게 수정하여 사용할 수도 있다. 가령, 일제 강점기나 6·25전쟁 등이 인생에 매우 중대한 영향을 끼친 경험이라면 이와 관련한 질문을 보다 많이 만들어 그와 관련한 회상을 원활하게 해나갈 수 있을 것이다.

표 2-4 시기별 질문들의 예시

| 인생 시기 | 구분 | 질문 내용 |
|---|---|---|
| 아동기 | 출생 | - 내가 태어난 곳은 ________ 이다.<br>- 나는 ___남 ___녀 중 ___째로 태어났다.<br>- 나를 임신했을 때 ____는 _____꿈을 꾸었다고 한다.<br>- 내가 태어날 당시 우리 집안의 사정은 ________다.<br>- 내가 태어나자 가족들은 ________ 했다고 한다. |
| | 초등학교 입학 이전 | - 어린 시절 나는 대부분________ 마을에서 지냈다.<br>- 어린 시절을 떠올리면 가장 먼저 __________한 기억이 떠오른다.<br>- 가장 기뻤던 일은 __________이다.<br>- 가장 슬펐던 일은 __________이다. |
| | 초등 학생 시절 | - 나는 초등학교에 입학할 때 ______ 한 어린이였다.<br>- 초등학교 시절 가장 친했던 친구는 ________였다. 그 친구와 나는 ________을 가장 많이 했다.<br>- 담임선생님 중 가장 기억에 남는 선생님은 _____ 이다.<br>- 선생님은 나에게 _______한 가르침을 주셨다.<br>- 학교 생활 중 가장 인상 깊었던 사건은 _______이다. 그 일로 인해 나는 _______를 하였다.<br>- 나는 특별히 ________과목을 가장 좋아했다. 왜냐하면 _______때문이다.<br>- 가장 많이 싸운 친구는 _______이다. 왜냐하면 _______ 했기 때문이다.<br>- 그 당시 우리 동네에서 일어난 가장 큰 사건은 _____이었다. 그로 인해 나는 ________ 하였다. |

표 2-4 계 속

| 인생 시기 | 구분 | 질문 내용 |
|---|---|---|
| 청(성)년기 | 사춘기 시절 | – 나는 집안형편으로 중학교엘 갈 수 ________다. 왜냐하면 ________ 했기 때문이다.<br>– 중학교에 진학하면서 가장 좋았던 점은 ______한 것이었다.<br>– 중학교 진학 대신 나는 ________ 을 시작했다.<br>– 처음 이성에 대해 관심을 가진 것은 ______부터였다. 그 당시 나는 ________를 좋아했다.<br>– 사춘기 시절에 나는 ______와 가장 많이 어울려 지냈다. 그 친구는 _______ 한 점이 참 좋았다.<br>– 사춘기 시절, 나의 꿈은____이었다.<br>– 사춘기 때 내 관심은 주로______에 쏠려 있었다.<br>– 사춘기 시절, 가장 잊지 못할 추억을 하나만 든다면 _________이다. 그때의 기억이 가장 기억에 남는 이유는 ________ 한 때문이다.<br>– 나는 고등학교 진학을 할 수______다. 왜냐하면 ______ 했기 때문이다.<br>– 고등학교 시절 가장 기억에 남는 일은 ______ 이다.<br>– 사춘기 시절, 나는 가족과의 관계가 ______한 편이었다. 나와 가장 사이가 나쁜 사람은 ________고, 가장 좋은 사람은 ______이었다.<br>– 사춘기 시절, 내가 가장 멋지다고 생각한 인물은 __________였다. 그렇게 생각한 이유는 ______하기 때문이었다.<br>– 친구들은 나의 성격 중 ________ 한 점이 가장 좋다고 말했다. |

**표 2-4** 계 속

| 인생 시기 | 구분 | 질문 내용 |
|---|---|---|
| 청(성)년기 | 10대 후반~20대 초반 | - 나는 부모로부터 ___세에 독립하여 ________일을 하였다.<br>- 나는 결혼에 대해 ________생각을 갖고 있었다.<br>- 그때 ______했더라면 (있었더라면) 내 인생은 달라졌을 것이다.<br>- 내가 한 일은 ____ 였는데, 그 일은 내 적성에 ____ 하였다. 왜냐하면 _____기 때문이었다.<br>- 나의 결혼 상대는 ________사람이어야 한다고 생각했다.<br>- 나는 ____와 결혼했다. 배우자로 그 사람을 선택한 이유는 ____한 때문이었다.<br>- 첫 자녀가 태어났을 때 나는 _____ 한 생각을 했다. |
| 장년기 | 30대~40대 초반 | - 그 시절 내가 가장 원했던 것은 _______였다.<br>- 그 시절 내게 영향을 끼친 사건은 ________였다.<br>- 내 인생에서 가장 중요한 것은 _____이라고 생각했다.<br>- 자식들은 나에게 ______한 의미를 가졌다.<br>- 나는 부모에게 ____한 자식이었다.<br>- 나의 남편(부인)과의 사이는______ 하였다. 왜냐하면 _______하기 때문이었다.<br>- 직장에서 나는 _______하게 일했다. 내 일은 _____하였기 때문에 나는 ________할 수 있었다. |

표 2-4 계 속

| 인생 시기 | 구분 | 질문 내용 |
|---|---|---|
| 장년기 | 40대 중반~50대 | - 나의 건강은 ____ 한 편이었다. 건강 관리를 위해 나는 ____를 하였다.<br>- 자녀들은 __________를 시작하였다. 나는 자녀에게 ______라고 말했다.<br>- 사람들은 나를 _______ 한 사람이라고 평가한다. 왜냐하면 ________ 하기 때문이다.<br>- 우리는 이사를 __________다. 그로 인해 내 생활은 _______한다.<br>- 나는 취미생활로 ___________를 하고 있다. 이 일은 나에게 _______ 한 의미를 가진다. |
| 노년기 | 60대 이후 | - 살아온 인생을 돌이켜 보니 ________ 하다는 생각이 든다.<br>- 건강 관리를 위해 요즘 특별히 __________ 을 하고 있다.<br>- 사람들은 나를 보고 _________한 인생을 살았다고 이야기한다.<br>- 내 곁을 떠난 사람들 중에 ______ 가(이) 있다. 그 사람 생각을 하면 나는 __________한 마음이 든다.<br>- 자녀들은 현재 _______한 삶을 살고 있다. 그러한 자녀를 지켜보는 내 마음은 _________하다.<br>- 손자녀가 태어나는 과정을 지켜보는 것은 ______한 생각을 갖게 한다.<br>- 내가 가진 물건 중에 가장 오래된 것은 _______이다. 그것을 오래 가지고 있는 이유는 ________ 때문이다.<br>- 지금까지 산 인생을 돌아보았을 때, 가장 후회스러운 일은 ______한 것이다. 다시 인생을 산다면 ______ 할 것이다. |

이 장에서는 시간대별로 자서전을 쓰는 방법을 알아보았다. 다음 장에서는 생활에서 찾아볼 수 있는 주제를 중심으로 자서전을 쓰는 방법에 대해 알아보도록 하자.

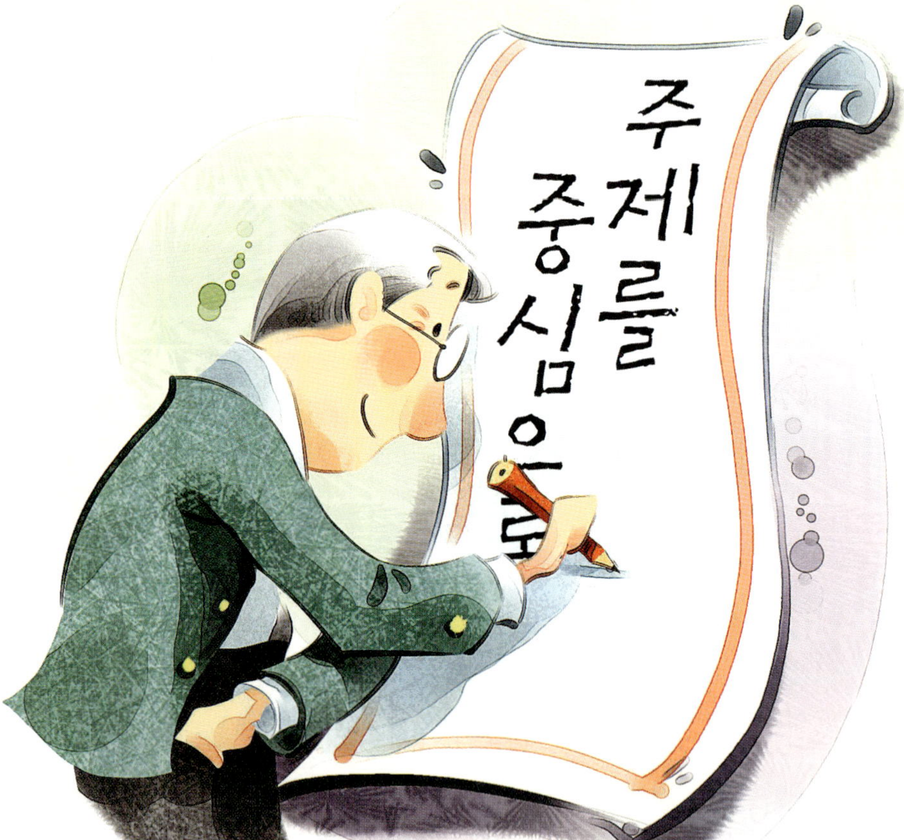

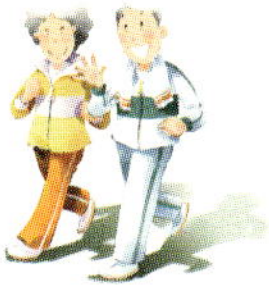

## 실천해야 할 일

1. 앞의 본문에서 설명한 내용을 참조하여 자신의 인생곡선을 그려봅시다. 현재에 이르는 선을 그은 것과 마찬가지로 미래에 대한 인생곡선을 계획해 보세요.

■ 인생 곡선 그리기 ■

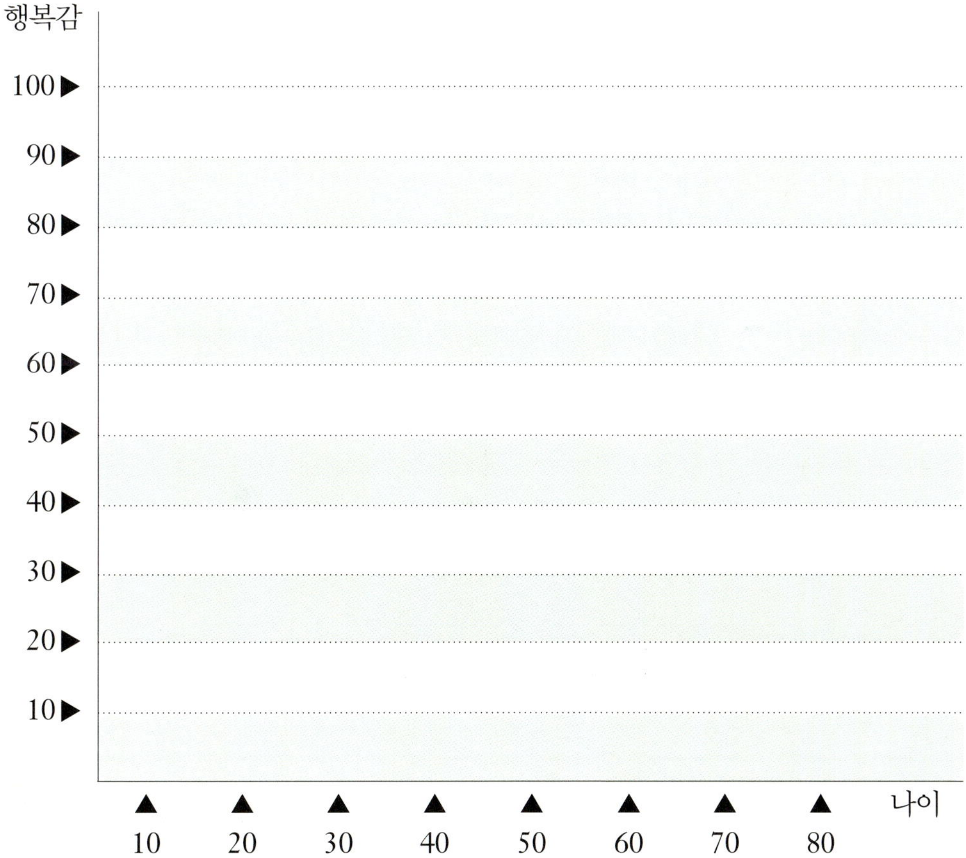

# 3 주제를 중심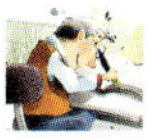으로 자서전 쓰기

## 1. 자서전 쓰기에 적합한 주제

좋은 주제는 오랫동안 잊고 있었지만 여전히 반짝반짝하는 기억의 조각을 건져 올리는 힘이 있다. 여기에서는 자서전 쓰기를 시도하는 노인들로 하여금 과거의 경험을 통찰할 수 있는 좋은 주제와 그 주제에 대해 구체적으로 생각해 볼 수 있게 하는 질문들에는 무엇이 있는지 살펴보겠다. 아래에서 제시하는 주제는 노인 자서전 쓰기와 관련하여 많은 연구와 프로그램을 진행한 학자인 비렌Birren이 제시한 인생의 주요 주제 목록과 내용을 참고로, 저자가 한국적 상황을 고려하여 다시 작성한 것이다.

### 1) 가족

가족은 인류 역사에서 가장 오래되고 중요한 사회의 기초 제도이며, 시간과 장소에 따라 다양한 모습으로 나타난다. 가족이라면 자신이 태어난 원가족(조부모, 부모, 형제, 숙부, 고모, 사촌 등)과 결혼을 통해 이룬 가족(생식가족: 배우자, 자녀〔입양자녀〕, 손자녀, 며느리나 사위 등) 모두를 포함하는 것으로 가족 구성원은 한 개인의 일생을 형성하는 데에 매우 중요하다. 즉 긍정적이든 부정적이든 영향을 미치게 마련이라는 것이다.

따라서 가족 중에 누가 자신의 인생에 가장 큰 영향을 끼쳤는지, 왜

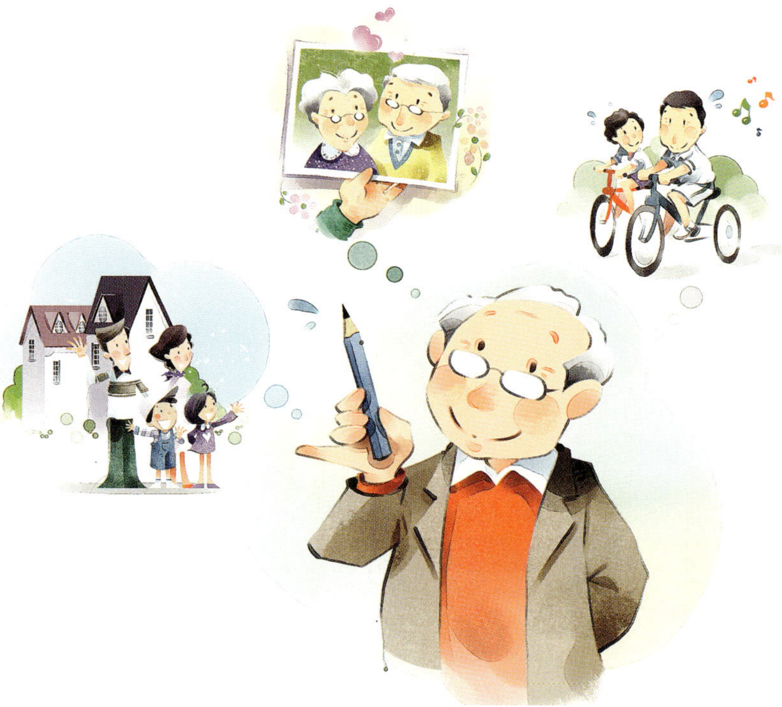

그렇게 생각하는지 등에 대해 생각해 보는 것은 자서전 쓰기의 좋은 주제가 될 수 있다. 아래와 같은 질문을 통해서 가족에 대해 생각해 보고, 이를 바탕으로 글을 쓸 수 있다. 그룹 자서전 쓰기를 진행하는 경우라면 활동에 참여한 사람들끼리 가족에 대한 이야기를 나누어보는 것도 좋은 방법이다.

- 가족 중에서 나에게 가장 큰 영향력을 끼친 사람은 누구입니까?
- 가족들 중에 누구를 가장 좋아했습니까?
- 가족 중에 무서운 사람은 누구였나요? 왜 그랬을까요?
- 가족들 간에 특별한 갈등은 없었나요?
- 인상 깊었던 부모님의 가르침이 있었습니까?
- 지금 부모님이 살아 계시다면 가장 해드리고 싶은 일은 무엇입니까?
- 부인(또는 남편)과는 어떻게 만나서 결혼하게 되었습니까?
- 자녀들을 키울 때 나만의 원칙이 있었습니까?
- 가족과의 기억 중 가장 행복했던 일에는 어떤 것들이 있을까요? 가장 후회되고 마음에 걸리는 일이 혹시 있다면, 어떤 것인가요?

## 2) 친구, 선후배, 선생님 등

자서전 쓰기는 나에 관한 이야기이지만 나의 이야기만을 쓰는 것은 아니다. 출생에서부터 현재에 이르는 삶의 이야기를 보다 알차게 만드는 것은 나를 둘러싼 사람들일 것이다. 우리는 일이 잘되면 '인덕人德이 많다'고 돌려 말한다. 그런데 그것은 실제로 옆에 좋은 사람들을 두었기 때문에 가능한 일일 것이다. 어떤 사람도 혼자 살 수 없고, 혼자서 어떤 일을 이루어내기도 어렵다. 그래서 개인의 삶의 역사는 주위 사람들과의 '관계의 역사'라고 말하는 학자도 있다.

나의 어린 시절부터 지금에 이르는 시간을 돌이켜 보면 들판을 같이 뛰어다니며 놀던 동네 친구들부터 학교 급우, 남성 노인들이라면 전우들, 학창 시절에 큰 가르침을 주었던 은사님, 동네 형이나 언니 그리고 직장 생활을 하면서 만난 동료들, 은퇴 이후에 같은 취미 활동을 하면서 친숙해진 사람들까지 내 인생 장면마다 스치는 사람들의 모습이 있을 것이다.

따라서 지금까지 짧지 않은 생을 살아오는 동안 만났던 무수한 사람들 가운데 나의 삶에 영향을 준, 혹은 잊지 못할 기억을 선사한 사람이 있다면 그에 대해 써보는 것도 자서전 쓰기의 좋은 주제가 될 것이다. 아래와 같은 질문을 통해 친구 및 인생을 살아오면서 만난 사람들에 대해 정리해 보면 자서전에 생동감과 풍부한 내용을 더해 줄 수 있다.

- 가장 친한 친구는 누구인가요?

- 살면서 도움을 많이 받은 친구가 있습니까?
- 지금 현재 가장 친하게 지내는 친구는 누구인가요? 그 친구가 가진 장점과 단점은 무엇입니까?
- 친구로 인해 힘들거나, 배신을 당한 경험은 있습니까?
- 학창 시절에 가장 큰 가르침을 주신 선생님은 누구입니까? 어떤 가르침을 받았나요?
- 직장에서 만난 동료 중에서 일을 떠나서도 계속 만나는 분이 있습니까? 어떤 이유로 계속 만나고 있나요?
- 지금 다니는 노인대학에서 마음에 맞는 친구를 만났습니까? 어떤 점에서 서로 화합이 잘되나요?

### 3) 일, 직업

개인의 일생의 과정과 본질을 이해하는 데 있어 '일'은 핵심적인 자리를 차지한다. 어떤 직장에서 무슨 일을 하면서 일생을 살아왔는가 하는 점이 일생의 모습을 결정짓는다고 해도 지나치지 않다. 일은 단순히 돈을 버는 수단이라는 의미를 넘어 사회적 활동 범위를 결정짓고, 삶에 대한 만족과 좌절을 가져오는 주요 원인이기도 하다. 한편, 하는 일이 무엇이냐에 따라서 나의 삶은 물론이고 가족들의 삶의 모습까지 달라지는 경우도 있다. 예를 들어 교사나 직업 군인과 같은 직업을 가진 경우, 가족들은 아버지가 발령을 받는 곳으로 자주 이사를 가게 되고, 그에 따라 생활 전체가 큰 변화에 적응해야 하는 경우가 다른 직업에 비해 많다.

지금의 노인 세대가 살아온 시절은 남자는 경제적 부양자로서 바깥에 나가 일을 해 돈을 벌고, 여자는 집에서 살림을 하는 것이 보통이었다. 따라서 맞벌이가 많이 늘어난 지금의 세대와는 다분히 다른 가족 내 권력 관계나 가족의 생활양식 등의 모습이 자서전 쓰기를 통해 드러날 수도 있을 것이다.

많은 남자들에게 직장에서의 성공을 위한 노력, 그리고 그 결과로 겪는 성취감이나 실패감 등은 인생을 관통하는 중요한 주제이다. 뿐만 아니라 일이 잘 되지 않아 경제적 위기에 봉착하거나 일자리를 잃는 등의 경험도 자서전 쓰기 활동을 하는 노인들이 경험했음직한 하나의 주제일 수 있다. 일과 관련해서는 아래와 같은 질문들을 중심으로 생각해 볼 수 있을 것이다.

- 첫 직장은 어디였고, 무슨 일을 하였습니까?
- 그 직장이나 직업을 선택하게 된 특별한 이유가 있었습니까?
- 일을 선택하는 데 있어서 영향을 준 사건이나 사람은 누구였나요?
- 일을 함으로써 어떠한 성취를 경험했습니까?

- 일을 하면서 가장 어려웠던 때나 절망감을 느꼈던 순간은 언제였습니까?
- 다시 인생을 산다면 지금과 같은 일을 하겠습니까? 만약 다른 일을 하고 싶다면 어떤 일을 하고 싶나요?

### 4) 인생의 전환점

나무의 생김새를 살펴보면, 굵은 둥치로부터 가지들이 다양한 방향으로 무수히 뻗어나가서 한 그루의 나무를 이루는 것을 볼 수 있다. 한반도를 가로지르는 큰 강들을 살펴보아도, 큰 강으로부터 작은 지류들이 분리해 나오면서 연결되어 있는 것을 볼 수 있다. 마치 잔 가지가 난 나무처럼, 혹은 흘러가는 강물처럼 우리의 인생에도 많은 가지와 줄기들이 있다. 인생의 전환점이란 우리의 이러한 삶의 흐름이나 방향에 중대한 변화를 가져온 사건이나 사고, 생각 등의 경험을 말한다.

강물이 흐르다가 어느 지점에서 방향을 바꾸는 작은 강줄기로 분리되듯이, 우리 삶의 진행에서 방향을 변화시킨 지점을 전환점이라고 한다. 결혼이나 은퇴, 질병 등의 큰 사건이 전환점이 될 수 있고, 그다지 중요한 것 같지 않은 일상의 평범한 경험도 전환점이 될 수 있다. 예를 들어 한 권의 책이나 여행 같은 것일 수도 있다. 이렇게 평범한 사건들도 우리 삶에 예상 밖의 커다란 영향을 미칠 수 있기 때문이다. 별 생각 없이 손에 잡은 책 한 권에서 내가 가고 싶은 길을 발견했다든가,

우연히 시작한 보육원에서의 자원봉사 활동을 통해 아이를 입양하게 되는 등의 놀라운 일들은 언제든 벌어질 수 있다.

주제별 자서전 쓰기를 시작했다면, 자신의 인생에 있어서 주요한 분기점이 무엇이었는지 한번 생각해 보는 것이 좋다. 어떤 사건들이 있었는지, 그 사건들을 통한 경험이나 사람들과의 관계에서 일어났던 일 등이 자신의 인생에 어떤 식으로 변화를 일으켰는지, 인생을 어떠한 방향으로 이끌었는지 등에 대해 생각해 볼 수 있다.

그룹으로 자서전 쓰기 활동을 진행할 때에는 진행자가 이러한 내용을 참가자들이 이야기하도록 격려하고, 서로의 경험에서 공통점과 다른 점 등에 대해 함께 생각해 볼 수 있는 기회를 제공하는 역할을 한다.

혼자서 자서전 쓰기를 시작하는 경우라면, 인생의 주요 전환점을 떠올리기 위해서 아래와 같은 질문에 답해 보는 것도 좋은 방법이다.

- 내 인생에 영향을 끼친 사람은 누구입니까?
- 인생의 주요한 결정을 내릴 때 어떤 식으로 결정을 했나요?
- 인생의 전환점이라고 할 만한 일을 겪으면서 지금이라면 그 상황에서 어떤 결정을 내릴 것 같은가요?
- 인생의 전환점에 서 있을 때 주로 상의한 사람은 누구입니까? 그 사람은 어떤 도움을 주었습니까?

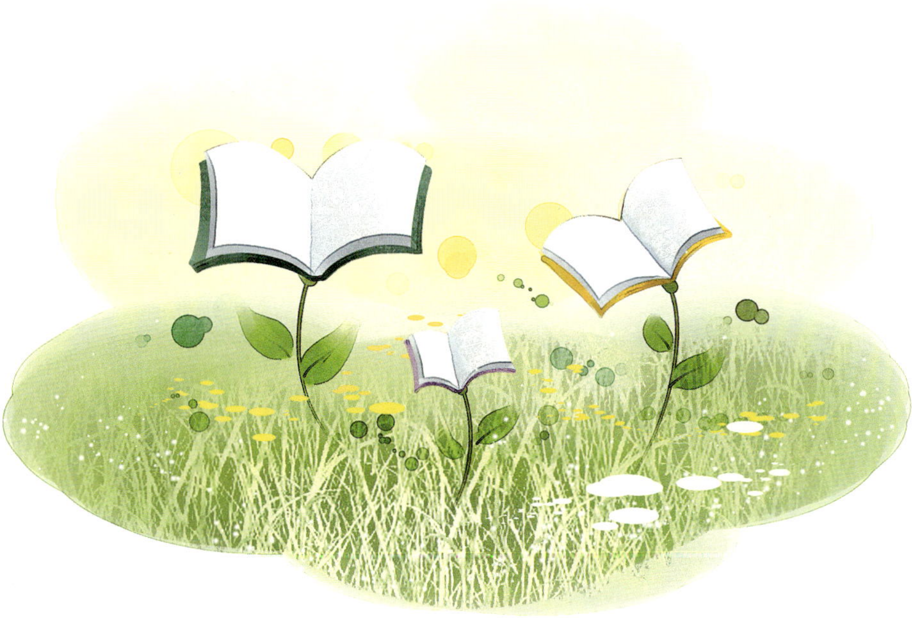

## 5) 건강, 나의 몸

오래 사는 것- '장수長壽'는 대부분의 사람들이 가진 바람이다. 그런데 단서가 붙는다. '건강하게' 오래 사는 것이다. 그래서 사람들은 건강을 지키기 위해 운동도 하고, 좋은 것을 챙겨 먹고, 선한 마음을 유지하고자 애를 쓴다. 그래도 세월을 이기는 장사는 없어서, 나이가 들면서 몸은 우리에게 여러 가지 신호를 보내 건강이 이전과 같지 않다는 것을 알려 주게 마련이다.

튼튼한 두 다리로 못 갈 곳이 없을 것 같던 몸이 여기저기 쑤시고, 매일 복용해야 하는 약들이 생겨나게 된다. 미리 건강 관리를 하지 않아 후회가 막심한데 너무 늦은 것도 같아 불안하고, 체온이 오르락내리락 조절이 안 되는 당황스러운 경험 앞에 중년의 고비를 절감한다. 자서전 쓰기를 시도할 정도의 연령에 이른 사람에게 나의 몸과 건강은 제일 중요한 관심사이다. 제아무리 금은보화라도 건강을 잃으면 아무 소용없다는 말이 가진 속뜻까지도 이해하고 공감하는 시기라고 할 수 있다.

이렇게 소중하고도 중요한 건강은 우리의 일상을 규정짓는 가장 중요한 요소 중의 하나다. 평생을 안주인으로 식구들을 위해 동분서주했던 부인이 중풍으로 쓰러지자 단 2시간 집 비우는 일이 어려워 이발을 언제 했는지 까마득하다는 어느 노인의 말은 건강의 속성을 단적으로 드러내준다고 하겠다. 나의 건강은 물론, 가족의 건강 특히 배우자의 건강은 노인에게 있어서 일상생활의 삶의 질과 밀접하게 연관되어 있다. 나이가 들면서 겪는 겉모습의 변화와 더불어 급성, 만성 질환의 급격한 증가는 우리의 삶 자체를 다르게 변화시키기 때문이다.

따라서 자서전 쓰기를 할 때에는 건강이나 몸과 관련한 다양한 면을 주제로 다룰 수 있다. 가령, 현재의 건강 상태나 내 몸의 특징, 몸에 대한 나의 느낌이나 감정, 건강이 일상생활에 미치는 영향 등이 그 예이다. 그리고 다른 사람들과 비교했을 때 내 몸의 상태가 어떠한가에 대한 내용도 자서전을 쓰기 위한 주제에 포함될 수 있다. 건강을 지키기 위해 어떤 노력을 하는지, 그 과정에서 얻은 교훈이나 깨달음, 기쁨은 없는지 등도 좋은 주제가 될 수 있다.

주제에 대한 생각을 보다 구체적으로 발전시키기 위해서 아래와 같은 질문들에 대해 답을 생각해 보는 것이 도움이 될 것이다.

- 태어나면서부터 지금까지의 건강 상태는 어떻습니까?
- 심각한 질병을 앓아본 적이 있습니까?
- 질병 때문에 일상생활을 하는 데 변화를 겪은 적이 있습니까? 어떤 것들이었나요?
- 건강을 향상시키기 위해 어떠한 노력들을 하고 있습니까?

### 6) 돈, 재산

돈은 인생을 살면서 삶의 질을 결정하는 가장 중요한 요소 중의 하나다. 그렇지만 이를 드러내놓고 이야기하는 것은 쉽지 않다. 그러나 조금만 자세히 우리의 삶을 들여다볼라치면 가족과, 친구와, 이웃과 이야기를 나누는 중에 그 이야기의 대부분은 돈(재산)과 관련된 것임을 깨닫게 된다. 사실 돈이야말로 우리 인생에서 빠질 수 없는 주제인 것이다.

돈은 사람이 가진 사회적 · 경제적인 욕망을 충족시키는 수단이기 때문에 우리의 삶에 직접, 간접으로 많은 영향을 미치게 마련이다. 가족관계나 교육, 건강, 직업 심지어 다른 사람들과의 관계나 나의 정체감 등 영향을 미치지 않는 면이 없을 정도다.

지금의 노인들 대부분은 쌀 한줌이 아쉽던 보릿고개를 경험한 세대로, 돈이 없어서 하고 싶은 공부를 하지 못한 경우가 많았다. 자신의 욕망은 접어둔 채 일찍 직업전선에 뛰어들어 가족을 부양하는 일이 그 시절에는 다반사였다.

이렇듯 돈은 인생의 구석구석에 그 힘을 발휘한다. 그러므로 돈에 대해 가지고 있는 자신의 생각과 부정적이든 긍정적이든 그러한 생각에 영향을 준 사건에는 무엇이 있는지 등에 대해서 생각해 보고, 이를 글로 써보는 것은 내밀한 글쓰기인 자서전을 보다 생생하고 살아 있는 글로 만드는 데 도움이 될 것이다. 아래와 같은 질문을 던져보고 그에 대한 답을 정리해 보면 돈이 내 인생의 주제로서 가지는 의미를 구체적으로 아는 데 도움이 될 것이다.

- 어린 시절 가난했나요? 아니면 부자였습니까?
- 살면서 돈을 가장 많이 벌어본 적은 언제인가요?
- 부모님이나 어른들로부터 돈에 대해 어떠한 가르침을 받았습니까?
- 돈을 쓰는 것에 대해 관대한 편인가요, 아니면 인색한 편인가요?
- 돈이 인생에서 차지하는 비율이 어느 정도입니까?
- 돈을 잘 관리합니까?

- 기부나 후원 같은 것을 해본 적이 있습니까?
- 지금 수중에 큰돈이 생긴다면 무슨 일을 하고 싶습니까?

### 7) 죽음

의학이 발달하여 평균수명이 길어졌어도 사람은 반드시 죽게 마련이다. 그러나 사람들은 자기의 죽음을 직접 체험할 수 없다. 다만, 다른 사람이 죽는 현상을 통해 간접적으로 죽음을 경험할 따름이다. 대부분의 사람들은 삶에 대한 집착을 갖고 있으므로 죽음에 대해서 불안해하고 두려움을 느끼게 된다. 죽음이 단순히 의학이나 생물학적 문제로 그치지 않고 철학·종교 등과 연결되는 것도 바로 이 때문이다. 죽음은 시대와 나라를 초월하여 모두에게 중대한 의미를 갖는 주제라고 할 수 있다.

우리는 다양한 죽음을 경험한다. 어린 시절 집에서 키우던 가축이나 애완동물의 죽음이 기억에 남아 있을 수도 있고, 부모나 조부모, 친한 친구, 배우자, 자식, 형제·자매를 먼저 보내는 슬픔을 경험하기도 한다. 이렇게 우리들에게 소중한 존재의 죽음은 우리의 삶 전체에 아주 큰 영향을 미친다. 또한 동시대를 살았던 유명한 사람, 예를 들면 박정희 대통령과 같은 인물의 갑작스러운 죽음은 그 시대를 이끌었던 지금의 노인 세대의 뇌리에 깊은 기억으로 남았을 것이다.

나이가 들어 주변 사람들의 죽음을 자주 지켜보게 되면 죽음에 대

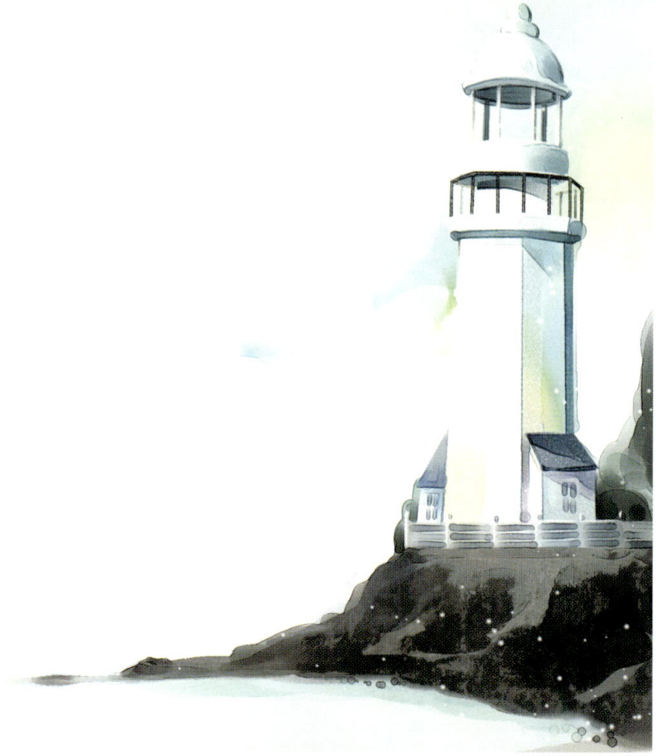

해, 특히 '잘 죽는 것' 에 대해 많은 생각을 하게 마련이다. 그러므로 '죽음' 은 노년기에 쓰는 자서전의 좋은 주제가 될 수 있다. 살아오면서 나의 인생에 영향을 미친 죽음과 관련한 경험에는 무엇이 있는지, 앞으로 닥쳐올 죽음과 관련한 나의 생각은 어떠한지 등에 대해 탐색해 보는 것은 자기 성장과도 밀접하게 관련이 있다.

아래와 같은 질문들을 통해 죽음에 대해 가지고 있는 생각을 탐색하고 정리해 볼 수 있을 것이다.

- 어렸을 적 기억 속에 죽음과 관련된 경험이 있나요? 어떤 경험이

었으며, 그때의 기분은 어떠했습니까?

- 죽을 만큼 아팠던 적이 있었나요? 그때 무슨 생각이 들었습니까?
- 가족 중 누군가의 죽음이 나의 인생에 어떤 식으로 영향을 미쳤나요?
- 내가 불치병에 걸려 내일 당장 죽는다면 무슨 일을 해 보고 싶습니까?
- 가족 중에 죽음을 앞두고 있는 사람이 있다면 어떤 말을 해 주고 싶습니까?

### 8) 사랑과 미움

영화와 시, 소설 등 모든 예술이 가장 즐겨 다루는 삶의 주제가 바로 '사랑' 이다. 또한 사랑은 도덕 · 철학 · 종교의 어느 관점에서도 가장 근본적인 관념의 하나다. 그리스도교의 중심에도 사랑이 있고, 동양의 인仁이나 자비慈悲 등의 사상에도 사랑이 근본이 된다. 사랑은 인간 정신 생활의 가장 기본적 감정이기 때문이다.

남녀간의 사랑뿐만 아니라 부모에 대한 효심, 자식을 향한 애정, 이웃에 대한 연민 등도 사랑의 한 부분이다. 만약에 우리가 사랑할 대상이 없다면 깊은 외로움과 불안감, 혹은 사랑을 향한 열망 속에서 비탄을 느끼게 될 것이다. 그런가 하면 누군가를 너무 사랑한 나머지 사랑의 감정에 집착하고, 곁에 두려고 하는 마음이 일어나 괴로움을 경험하기도 했을 것이다.

누구나 인생을 살아오는 가운데 어떤 식으로든 사랑의 감정을 느낄 기회가 있으며, 이는 인생에 작든 크든 영향을 끼치게 마련이다. 따라서 '사랑' 은 지나온 인생을 되짚어보고, 현재의 나를 알 수 있는 좋은 주제가 된다.

사랑 반대편에는 미움이라는 감정이 자리잡고 있다. 어떤 사람이나 장소 또는 사물에 대해 가지는 강력하게 싫고, 나쁜 감정이 바로 미움이다. 사랑의 감정과 마찬가지로 우리는 미움의 감정을 일평생 느끼는 과정 속에 있고, 사랑할 때와는 또다른 괴로움을 경험했을 것이다.

법정 스님은 그의 글 '미움도 괴롭고 사랑도 괴롭다' 에서 우리가 알고 있고, 겪고 있는 모든 괴로움은 좋아하고 싫어하는 이 두 가지 분별에서 온다고 해도 과언이 아니라고 이야기하고 있다. 좋고 싫은 것만 없다면 괴로울 것도 없고 마음은 고요한 평화에 이르는데, 그렇다고 사랑하지도 말고, 미워하지도 말고 그냥 돌처럼 무감각하게 살라는 말은 아니다. 사랑을 하되 집착이 없어야 하고, 미워하더라도 거기에 오래 머물러서는 안 된다는 이야기이다.

이처럼 사랑과 미움은 우리의 내면을 들여다볼 수 있는 좋은 주제가 된다. 뿐만 아니라 자칫 딱딱할 수 있는 자서전을 부드럽게 하는 방법이 되기도 한다. 아래와 같은 질문에 답을 해보자.

- 첫사랑은 누구였나요?

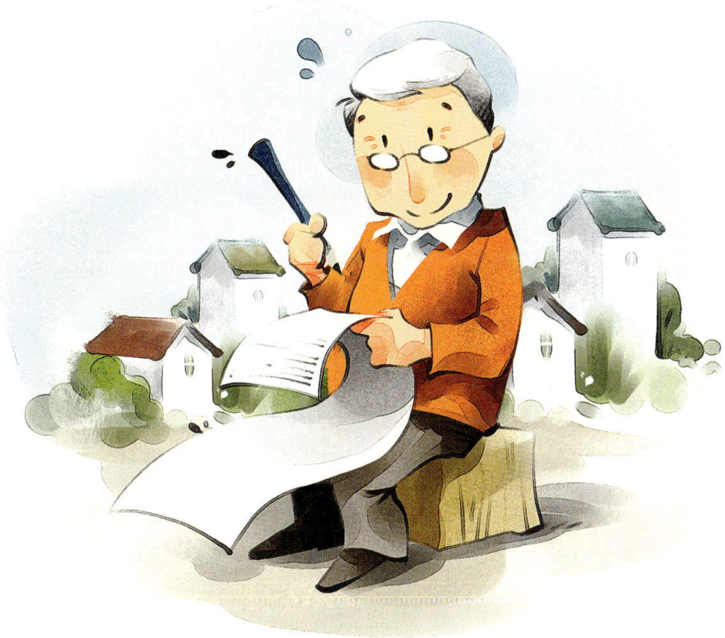

- 그 사랑은 어떻게 끝났습니까? 아니면 아직도 계속되고 있나요?
- 첫사랑을 잃고 나서 어떤 일이 일어났나요?
- 부모님께 사랑의 마음을 표현해 본 적이 있습니까? 어떤 식으로 표현했습니까?
- 살면서 가장 미운 사람이나 가장 화났던 일에는 어떤 것이 있나요?
- 정말 싫은 사람은 어떤 식으로 대하나요?

위와 같은 질문들을 통해 사랑과 미움이라는 감정을 통찰해 볼 수 있을 것이다.

### 9) 인생의 의미와 목표

누군가가 "당신 인생의 의미나 가치, 목표가 무엇인가?" 하고 묻는다면 그에 대해 구체적으로 명확하게 답변하기가 참으로 어렵다. 의미, 가치, 목표 등이 워낙 추상적인 개념이고, 사람들의 삶의 의미나 추구하는 바는 생각보다 훨씬 복잡하고 모호하기 때문이다. 그리고 젊은 시절에 추구했던 목표나 이상이 나이가 들면서 더 이상 중요하지 않게 느껴지는 등, 삶에 있어서의 가치 등이 변화하기 때문이다. 세상살이의 이런저런 경험이 쌓이면서, 어떤 일에 대해 흑과 백이 뚜렷하고 옳고 그름이 확실했던 젊은 시절에 비해, 노년기에는 어떤 일에 대한 확고한 인식이나 생각을 가지기가 어렵게 되는 경향도 나타난다.

하지만 살아가면서 반드시 지키고 싶고 지키고자 노력하는 삶의 가치나 의미, 그리고 내 인생에 감화를 주는 종교나 신념 등은 있게 마련이다. 우리는 교회나 절 그도 아니면 아름드리 큰 나무에 믿음과 기원을 바치기도 하고, 특별히 신앙을 고백하는 대상이 없다면 내 마음 안에서 나의 가치와 신념을 올곧게 하기 위해 애쓰기도 한다.

꼭 세상에서 크게 성공하고 특별한 사람들만이 삶의 목표를 세우고 사는 것은 아니다. 보통 사람들도 스스로 적당하다고 생각하는 인생의 모습에 대한 믿음과 가치가 있고, 이를 이루고자 노력하는 삶을 산다. 그리고 그러한 목표의 근간이 되는 신념과 도덕성의 발달에 영향을 준 사람이나 사건 등이 있게 마련이다. 이를 추적하고, 생각을 정리하여 글로 옮기는 것 또한 자서전 쓰기의 '주제별 쓰기' 의 한 방법일 수 있다. 삶에 대한 신념과 목표의 발달에 따라 인생이 어떻게 변화했는지, 어떠한 인생의 철학을 가지고 살고 있으며 인생의 의미가 무엇인지 등을 탐색해 보는 것은 황혼기 인생에서 누릴 수 있는 또 하나의 즐거움일 수 있다. 아래와 같은 질문을 스스로에게 던져봄으로써 나의 인생에서 세웠던 의미와 목표 등을 탐색해 보자.

- 내가 가진 인생의 목표는 무엇인가요?
- 인생의 목표가 살면서 변화된 적은 없나요? 만약 변화되었다면, 어떻게, 왜 변화하게 되었나요?
- 인생의 목표를 정하는 데에 결정적인 계기나 특별한 이유가 있었나요?
- 어린 시절 가정에서 가족들이 믿는 특별한 종교가 있었습니까? 그로 인한 영향을 받았나요?
- 종교를 가짐으로써 나에게 일어난 변화가 있습니까?
- 인생을 이끌어주는 특별한 원칙이 있나요?
- 인생이 무의미하다고 여겨진 적은 있습니까? 그럴 때에는 어떻게 극복했나요?

아래의 글은 '주제별 자서전 쓰기'의 한 예이다. 글쓴이는 자녀의 출생 및 성장과 관련한 주제로 글을 쓰기로 하고, 글 쓰는 방법을 떠올리던 중에 마침 딸의 생일을 맞이해 딸에게 쓰는 편지글 형식으로 자서전 쓰기를 이어나갔다.

자서전을 쓰는 데에 특별히 정해진 양식이 있는 것은 아니다. 글 쓰는 사람이 편안함을 느끼면 된다. 편지글이어도 좋고, 일기 형식 또는 시 형식이어도 좋다. 다만 읽는 사람이 있다는 것을 고려하고, 독자들이 글쓴이가 전하고자 하는 메시지를 충분히 받아들이고 이해할 수 있도록 쓰는 것이 중요하겠다.

이 글을 쓴 이는 자녀의 출생과 관련하여 기억에 남는 일, 자녀를 키우면서 어떠한 즐거움이 있었는지, 자녀에게 당부하고 싶은 이야기 등을 큰 줄거리로 삼아 소박하게 글을 써나갔다.

**표 3-1** 주제별 자서전 쓰기 예시

(전략) 벚꽃이 하얀 통영의 76년 봄날인 4월 초하루. 너의 엄마와 내 인생에 있어 가장 귀중한 선물을 하느님께서 내려주신 날이었다. 나는 순산을 한 너의 엄마와 네가 누워 있는 병원을 나와 집으로 가서 정화수 한 그릇과 미역 한 줄을 상위에 올려놓고 천지신명님과 조상님에게 "오늘 예쁘고 건강하게 태어난 내 딸아이가 부디 건강하게 잘 자라게만 하여 주십시오."라고 빌었지 그 외에 다른 욕심의 기도는 부리지 않았던 것 같구나. (중략)

인생을 살아가는 데 있어 돈도 필요하고 명예도 필요하겠지만 무엇보다도 중요한 것은 첫 번째도 건강, 두 번째도 건강이니 적당한 운동과 편식하지 않고 골고루 음식 먹는 일, 적당한 수면 등에 신경을 써서 항상 건강 관리 잘해주기를 당부한다. (후략)

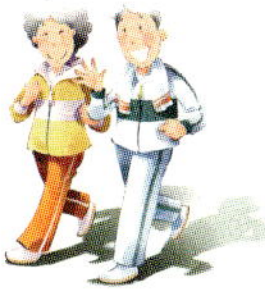

## 실천해야 할 일

1. 다음 글을 읽고 형식에 따라 유언장을 작성해 봅시다.

■ 유언장 작성하기 ■

『모리와 함께한 화요일』이라는 책에서 보면 죽음을 눈앞에 둔 모리 선생이 제자에게 이렇게 이야기합니다. '모두들 죽게 된다는 것은 알고 있지만, 자기가 죽는다고 믿는 사람은 없다'.

이 글을 읽는 여러분들도 죽음을 피해 갈수 없다는 사실을 잘 알고 있습니다. 그러나 이를 인정하기란 여간해서 쉽지 않습니다. 냉정하게 생각해보면 살아온 날에 비해 남아 있는 날은 정말 보잘것없이 짧습니다. 노인들 대부분이 '잘 죽는 것'을 복된 삶의 한 부분으로 생각한답니다. 그렇다면 지금 이 시점에서 남아 있는 삶을 돌아보고 정리하며 나의 삶을 이어나갈 자손들을 챙기고 돌보는 일이 무엇보다도 필요하겠지요!

죽음을 생생하게 느끼기란 참 어렵습니다. 따라서 이번 기회에 '유언장'을 한번 써보도록 합니다. 죽음을 앞에 두고 마음에 없는 말, 가면을 벗지 못한 채 거짓된 이야기를 하고 싶은 사람은 없을 것입니다. 옆에 누워 있는 배우자에게 무슨 이야기를 전하고 싶습니까? 자녀들에게 못다 한 말은 없나요? 재산은 어떻게 처분하고 싶습니까? 장기 기증에 대해서는 생각해 보셨나요? 사후에 화장과 매장 등 장례 방식에 대해서는 어떤 결정을 내리셨습니까? 아래의 형식에 따라 유언장을 한번 작성해 보시기 바랍니다.

## 유 언 장

1) 가족에게 하고픈 말

2) 내가 가지고 있는 소유물에 관하여

3) 내가 하던 일에 관하여

4) 장례

5) 남아 있는 분들께 드리고픈 말

년 월 일 서명: (인)

## 읽을거리

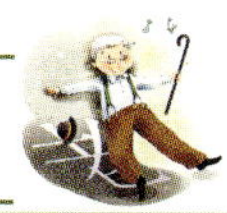

'실천할 일' 에서 잠깐 언급한 『모리와 함께 한 화요일』은 모리(Morrie Schwartz) 교수와 그의 제자 미치(Mitch Albom)의 이야기입니다.

스승인 모리는 저명한 노교수로 루게릭 병*에 걸려 죽어가고 있었죠. 이때 오랫동안 사는 일에 바빠 은사를 잊고 지냈던 미치가 방송에 출연한 모리 교수를 보게 되고, 두 사람은 20여 년 만에 재회하게 됩니다.

생이 얼마 남지 않은 모리는 미치를 집으로 불러서 1주일에 한 차례씩 수업을 진행하죠. 이른바 '마지막 수업' 입니다. 두 사람은 화요일마다 아침 식사 후에 수업을 합니다(그래서 책 제목이 모리와 함께한 화요일입니다). 주제는 '인생의 의미' 로 모리 교수가 인생에서 얻은 경험들을 강의해 나가고, 미치는 선생님의 질문에 답하는 것은 물론, 스스로에게도 질문을 던지며 수업을 이어나갑니다.

우리가 이번 3장에서 다룬 인생에서 의미를 가지는 중요한 주제들처럼 모리 교수와 미치도 '사랑, 일, 공동체 사회, 가족, 나이 든다는 것, 용서, 후회, 감정, 결혼, 죽음' 등의 내용에 대해 논의합니다. 이렇게 함으로써 모리는 '죽어간다' 는 말이 '쓸모없다' 는 말과 동의어가 아님을 몸소 증명했으며, 제자에게 경험에서 얻은 바를 가르침으로써 제자의 삶 속에서 그 가르침이 계속될 수 있도록 하였지요.

모리처럼 많이 배운 사람이 아니더라도 우리에게는 인생을 살아오는 동안 쌓아온 내공이 있습니다. 나의 경험을 자녀들과, 그의 자녀들 그리고 이웃과 친구들과 함께 나눌 수 있는 좋은 기회가 바로 자서전 쓰기이며, 이렇게 인생의 의미를 발견할 수 있는 좋은 주제를 선정하여 글을 쓰는 것이 한 방법이 될 수 있습니다.

*루 게릭 병: 근筋 위축성 측색側索 경화증이라고 합니다. 척수신경 또는 간뇌의 운동세포가 서서히 지속적으로 파괴되어 이 세포의 지배를 받는 근육이 위축되어 힘을 쓰지 못하게 되는 원인 불명의 불치병으로, 영국의 세계적인 물리학자 스티븐 호킹도 이 병을 앓고 있습니다.

# 4 그룹 활동으로 자서전 쓰기

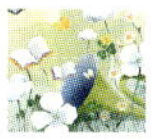

## 1. 그룹 자서전 쓰기 소개

노인 대상의 자서전 쓰기를 진행하는 데 있어서 아주 효과적인 방법 중의 하나는 소집단을 구성하여 집단 활동을 통해서 자서전을 써나가는 방식이다. 미국 등 서구에서는 그룹 자서전 쓰기 활동이 노인들에게 상당히 인기가 있다. 한국에서도 복지관이나 노인대학에서 제공하는 프로그램 중에 소집단 활동의 하나로 그룹 자서전 쓰기가 운영되는 경우가 많이 증가했다.

그룹 자서전 쓰기는 말 그대로 혼자가 아닌 여럿이 모여 자서전 쓰기 활동을 하는 것으로, 글쓰기 활동에 그치지 않고 서로의 인생 경험을 통해 얻게 된 가치 있는 정보를 서로 주고받기도 하고, 아픔과 슬

픔, 기쁨을 함께 나누는 등 서로 이해하고 지지해 주는 활동을 수반하게 된다. 다른 사람의 인생 경험을 자신의 경험과 비교해 보면서 새로운 시각에서 자신의 삶을 보는 계기가 되기도 한다. 자서전 쓰기 분야에 세계적 권위자인 비렌은 참여자들이 서로의 경험을 나누는 이러한 과정을 '발달적 교환' 이라고 이름 붙였다. 비렌의 연구 결과에 의하면 이러한 발달적 교환이 증가할수록 노인들은 각자의 인생에 있어서 중요한 특징들을 재발견하게 될 뿐만 아니라, 서로 존중하고 신뢰감을 쌓게 되면서 우정과 유대감이 형성된다고 한다. 또한 자신과 타인의 인생에 관해 더 깊이 탐구하고자 하는 동기가 형성된다.

그룹 자서전 쓰기가 참여 노인에게 유익하고 즐거운 그룹 활동이 되기 위해서는 모임을 구성하고 이끌어나가는 진행자의 역할 및 자질이 매우 중요한 것으로 나타났다.

## 2. 그룹 자서전 쓰기의 효과

생활 수준이나 교육 수준, 살아온 방식 등이 다른 여러 사람들이 정해진 시간에 만나 함께 살아온 인생에 대해 글을 쓴다는 것은 그리 쉬운 일은 아니다. 진행 과정에서 예상치 못한 문제들을 만날 수도 있다. 그럼에도 불구하고 그룹 자서전 쓰기 활동은 혼자서 자서전 쓰기를 하는 것보다 아래와 같은 몇 가지 점에서 더욱 유용하고 효과적인 점이 있다.

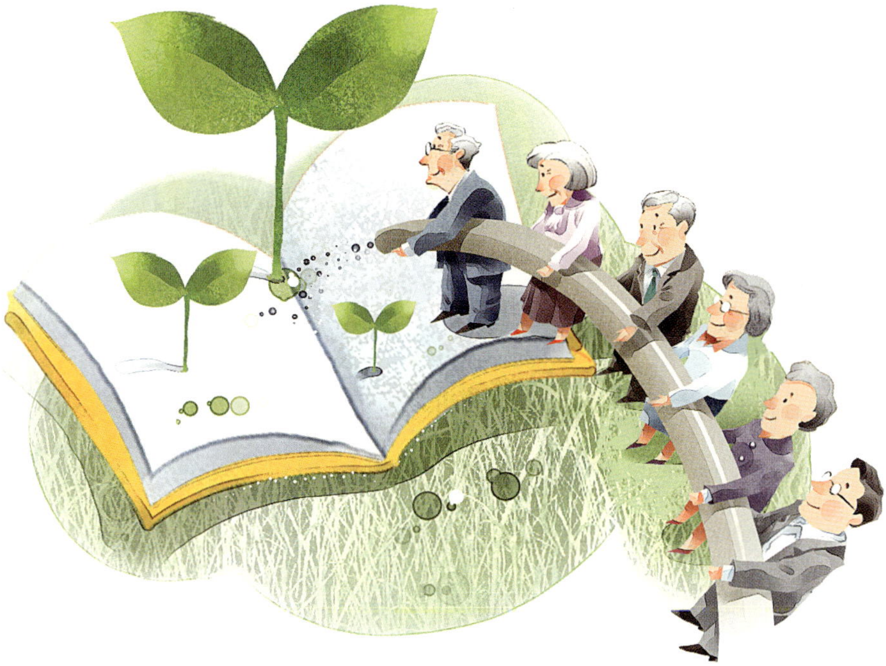

### 1) 인생을 통해 얻은 가치 있는 정보를 교환함

그룹 자서전 쓰기 활동에 참가한 사람들은 자신의 삶의 내용을 그룹 활동에 참가한 사람들끼리 서로 나누는 이른바 '발달적 교환'의 경험을 한다고 앞 절에서 설명했다. 그룹 활동을 하면서 다른 사람이 쓴 인생 이야기를 읽게 되고 과거의 경험을 나누면서 자신이 누구인지, 어디에서 왔는지, 그리고 개인적으로 중요한 삶의 주제들은 무엇인지와 같은 것들에 대해 알게 된다. 이러한 과정 속에서 새로운 우정이 발달하고, 스스로에 대한 존중감이 커지는 등의 효과를 얻을 수 있다. 그룹 활동의 초기에는 자신의 과거 이야기를 잘 털어놓지 않고 조심하는 경향이 있다. 그러나 만남이 서너 차례 계속되다 보면, 다른 사람의 인생과 나의 인생 사이에 공감이 형성되어 어느 날 마치 봇물이 터지듯 서로간에 마음의 벽을 허무는 경험은 그룹 자서전 쓰기 교실에서 드물지 않게 볼 수 있는 일이다.

노인의 집단 활동은 노인들의 정체감을 강화시킬 뿐만 아니라 고립감과 소외감 등으로부터 벗어나게 하는 데에 효과적이다. 야롬Yalom이라는 학자는 집단 활동이 가지는 심리치료적인 요소들에 대해 언급했는데 이타심, 집단 응집력, 상호간 학습, 통찰력, 희망 등의 항목을 꼽았다. 즉 그룹 자서전 쓰기에 활발히 참여한 노인들은 다른 사람에 대한 배려가 커지고, 다른 사람의 경험으로부터 배움과 교훈을 얻으며, 자신의 삶에 대한 해석의 폭이 넓어지는 등의 심리적 효과를 거둘 수 있다.

### 2) 서로를 받아들이며 지지하는 경험을 나눔

그룹으로 모여 자서전을 쓰는 활동을 통해서 사람들은 서로의 내면을 보다 더 주의 깊게 들여다봄으로써 서로를 수용하고 지지하는 경험을 하게 된다. 앞에서도 언급했듯이 글을 쓰는 것은 쉽지 않은 작업일 수 있다. 그런데 함께하는 사람들과의 이러한 긍정적 만남의 경험으로 인해, 그룹 활동 자체를 즐기게 되면서 글쓰기가 오히려 부차적인 작업이 되기도 한다. 또한 서로 격려하는 과정을 통해 쓰고자 하는 바를 보다 수월하게 진행할 수 있는 효과도 있다.

다른 사람들의 경험을 듣노라면 자신이 한참 잊고 있었거나 생각의 저편에 밀쳐두었던 사건이나 감정들이 새록새록 떠오르게 된다. 그 기억이 비록 고통스러운 것일 경우라도 그룹 구성원들이 서로의 이야기에 귀를 기울이고, 지지를 해줌으로써 고통이 감소되는 등의 심리치료적 효과도 볼 수 있다.

그룹 자서전 쓰기가 애초에 치료를 목적으로 고안된 것은 아니더라도 실제 진행 사례들의 결과를 통해 치유의 힘을 가지고 있음이 입증되고 있다. 살아온 이야기를 하다 보면 힘들었던 일, 영광스러운 기억, 차마 입에 올리기 부끄러운 일 등이 조목조목 생각나고, 그러다 보면 감정이 북받쳐 올라 격해지거나 울음을 터뜨리는 일이 드물지 않다. 그 눈물에 대해서 우는 사람 자신이나 보는 사람이 불편함을 느끼지 않고, 감정을 표출하는 것에 대해 응원을 해준다면 그룹 활동이 매우 잘 이루어지고 있다는 증거가 된다. 이러한 그룹에서는 자기를 개방하고 솔직한 이야기를 하는 일이 한층 수월하다.

실제로 자서전 쓰기를 진행하다 보면 지나온 세월을 회상하면서 기분이 침울해지거나 흥분하여 눈물을 짓는 경우가 종종 생긴다. 필자가 진행한 자서전 쓰기 프로그램에서 한 노인은 이혼한 자식 이야기를 하며 흐르는 눈물을 참지 못했다. 자식이 잘되고, 잘 살기를 바라는 것은 어느 부모나 바라는 바인데 이혼이라는 아픔을 겪은 자식 이야기를 하는 것은 누구에게나 쉽지 않은 일이다. 이때에 함께 참여한 다른 노인들이 다독이면서, 자신이 직접 겪었거나 알고 있는 유사한 일들을 이야기하면 눈물을 흘리던 어르신은 많은 위로를 받는다.

살면서 겪어온 시련을 여러 사람들 앞에서 이야기하기란 여간해서 쉽지 않다. 특히 감정을 표현하거나 자신의 개인적인 이야기를 말하는 데 익숙하지 않은 노인들이 내밀한 이야기를 털어놓는 데에는 많은 망설임이 따른다. 따라서 그룹 자서전 쓰기의 진행자는 노인들이 편안하게 감정을 드러낼 수 있도록 도와야 한다. 그리고 노인들의 그러한 감정을 수용하는 태도를 보여주는 것이 필요하다.

물론 눈물이 꼭 슬플 때에만 흐르는 것은 아니다. 기쁘고 감격스러운 일을 떠올릴 때에도 눈물을 흘릴 수 있다. 자녀의 출가나 손녀의 탄생을 회상하면서 감격에 겨워 눈물을 흘리는 분들도 있다. 그러한 눈물을 흘리는 순간에도 노인들은 누군가로부터 자신의 감정이 보호받고, 지지받기를 원한다.

그룹 자서전 쓰기를 통해 자신의 감정을 표현하고, 그 감정에 대해 여러 사람들의 지지를 받는 것은 노인들의 정신건강에 좋은 영향을 준다.

### 3) 사회적 관계망이 확장되는 경험을 하게 됨

한국 사회가 점차 핵가족화되면서 노인이 가족들로부터 고립되는 방향으로 변화가 진행되고 있다. 뿐만 아니라 노년기에 접어들면 배우자나 친구와 같이 주변에 가까이 있던 사람들이 갑자기 사망하여 곁을 떠나는 일이 종종 일어나게 된다. 이러한 이유로 대부분의 사람들이 노년기에는 사회적 관계망의 축소를 경험한다.

사람은 사회적 동물이기 때문에 사회적 관계를 갈망하며 가족은 물론 외부 사람들과 만나고 어울리고 싶은 기본적 욕구를 가진다. 노인 또한 그런 면에서 젊은 사람들과 다르지 않다. 특히 수명 연장으로 노년기가 길어지면서, 사회적 관계를 유지하고자 하는 노인들의 수는 계속 증가하고 있다.

그룹으로 자서전 쓰기 활동의 효과 및 유용성의 하나가 바로 노인들이 사회적 관계를 맺을 수 있도록 도움을 준다는 점이다. 자서전 쓰기를 통한 만남은 비슷한 연령대의 사람들끼리 상호작용하는 기회를 제공한다. 또한 서로의 삶에 대한 이해와 공감의 과정을 통해 자서전 쓰기 활동이 끝난 후에도 서로가 신뢰를 가지고 만남을 이어갈 수 있도록 하는 효과가 있다. 몇 주 간에 걸친 자서전 쓰기 활동이 잘 마무리되면 참여했던 노인들이 서로의 집을 방문하여 다과를 나누거나, 밖에서 만나 점심식사를 한다든가 등의 친교 활동을 지속해 나가는 것을 종종 보게 된다. 노인들이 자서전 쓰기 활동을 통하여 노년기 고독감으로부터 벗어나 믿을 만한 친구를 사귀는 등 사회적 관계망을 확장할 수 있도록, 그룹 활동을 주도하는 진행자는 항상 유념해야 한다.

새로운 사람을 만나 그 관계를 잘 유지해 나갈 수 있을까 하는 두려움, 상대방에게 아무런 도움도 될 수 없을 것이라는 걱정 등은 새로운 만남을 앞둔 노인이라면 누구나 가지고 있을 것이다. 따라서 진행자는 노인들이 자서전 쓰기 활동을 통해 새로운 사회적 관계를 형성하는 것에 대해 항상 지지하고, 참여자들이 감정적 유대를 잘 형성, 발전시켜 나갈 수 있도록 지원하는 데에 관심을 기울여야 할 것이다.

## 3. 그룹 자서전 쓰기 활동에서 공통주제 선정하기

그룹으로 자서전 쓰기 활동을 할 때에 공통주제를 선정하고, 그에 해당하는 질문을 활용하는 방식으로 진행하면 효과적이다. 이러한 방식은 그룹에 참여한 노인들로 하여금 동일한 이야깃거리에 집중하게 하는 데 매우 유용하다. 이를 통해 집단 활동에 참여한 노인들은 공통의 주제에 있어 서로의 비슷한 점과 차이점을 발견할 수 있는 기회를 가지게 된다.

그룹 활동이 가지는 중요한 장점 중의 하나가 활동에 참여한 구성원들이 다른 사람들의 인생 이야기를 들으면서, 스스로에 대하여 돌아보고 인식하는 능력이 향상된다는 점이다. 따라서 구성원들이 모두 관심을 가지고 활기 있게 참여할 수 있는 주제를 선정하는 것이 매우 중요하다. 또한 참여를 유도할 수 있는 적절한 질문을, 적절한 순서와 때를 맞추어 던지는 것이 중요하다.

좋은 주제와 질문을 통해 성공적인 그룹 활동을 경험하게 되면 노인들은 상호 지지 및 수용, 새로운 통찰, 자신의 이야기를 누군가가 관심을 가지고 들어준다는 느낌, 서로간의 응집력과 친밀감, 신뢰감, 우애, 감정이입, 다른 사람과 유사한 점이 있기 때문에 이해받는다는 느낌 등의 긍정적 경험을 하게 되는 것이다.

따라서 그룹으로 자서전 쓰기 활동에서 주제를 정할 때에는 인생에 있어서 가장 기본적인 이야깃 거리가 되는, 가령 '어린 시절' 과 같이 비교적 편한 주제를 선정하여 시작하면 이야기를 진행하기도 쉽고, 후속 주제를 잘 이끌어낼 수 있다. 민감하면서 가장 중요한 주제는 일단 회원들 간에 신뢰감이 잘 형성된 이후에 다루는 것이 그룹 자서전 쓰기를 원활하게 진행하는 한 방법이 될 것이다.

## 4. 그룹 자서전 쓰기의 진행

### 1) 그룹 활동을 위해 준비해야 하는 것들

#### (1) 그룹 자서전 쓰기 참여 노인 결정

노인대학에서 하는 자서전 쓰기 프로그램을 찾아온 노인들이라면 스스로 보행이 가능할 정도로 건강상에 큰 무리가 없고, 다른 사람들과 이야기를 나누는 데에도 별다른 어려움이 없다고 보아야 할 것이다. 물론 장시간 앉아서 집중을 해야 하거나 부끄러움 없이 자신의 내면 이야기를 하는 것이 누구에게나 쉬운 일은 아닐 것이다.

그룹 자서전 쓰기를 진행하는 강사는 자서전 쓰기 활동에 참여한 노인들이 어떠한 특성을 지니고 있는지, 무슨 욕구를 가지고 자서전 쓰기 활동에 참여하게 되었는지 등에 대해 철저하게 파악해야 한다. 서로 다른 욕구와 능력, 의지 등을 가지고 있을 것이기 때문에 집단의 성격을 파악하는 것이 자서전 쓰기 그룹 활동의 성패를 좌우한다고 하

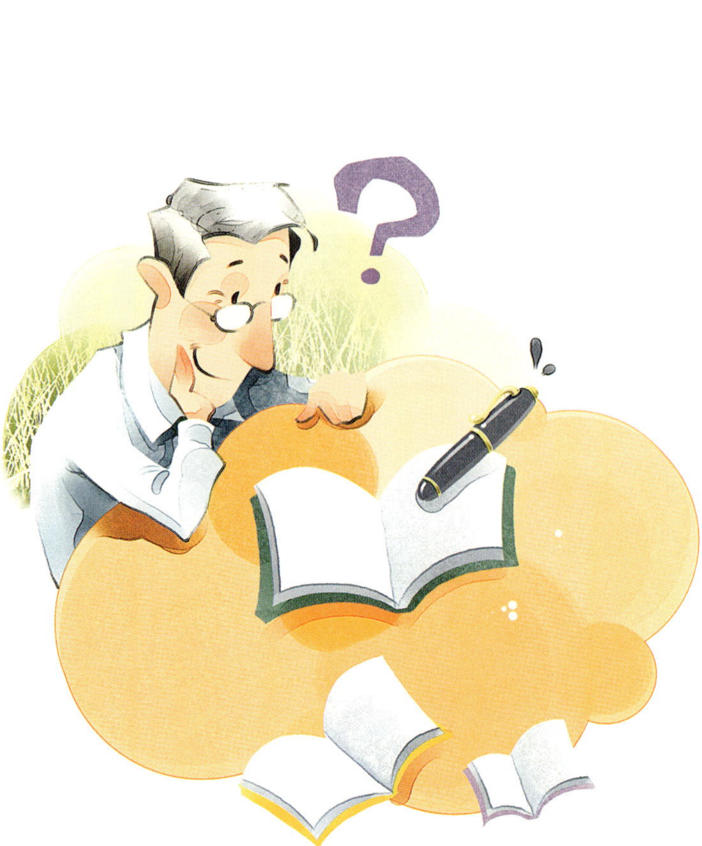

겠다.

참여한 사람들이 동질성을 가진 경우, 예를 들면 요양소에 입소한 노인들의 모임이라든가, 은퇴를 한 지 1년 이내인 노인들의 모임이라든가, 연령이 비슷한 노인들이라든가 하는 등의 공통 분모가 있으면 진행이 훨씬 더 용이할 수 있다. 공통으로 관심을 가질 만한 주제가 많고, 공감이 훨씬 쉽기 때문이다.

그러나 노인대학에서 하는 자서전 쓰기에 참여한 어르신들에게서 이러한 공통된 요소를 기대하기는 어렵다. 남자와 여자가 뒤섞여 있고, 60세를 갓 넘긴 젊은 노인과 80대 중반의 고령 노인이 섞여 있을 수도 있다. 평생을 전업주부로 사신 분들과, 얼마 전까지 교편을 잡다가 갓 퇴직한 분이 함께 있을 수도 있다. 다양한 연령과 직업, 환경, 욕구 등을 가진 어르신들로 구성되다 보면 자칫 진행자가 부담을 가질 수 있다. 그러나 앞에서 살펴본 '주제별로 쓰는 자서전'과 같이 누구나 관심을 가질 만한 주제를 활용하여 이야기를 나누고, 이를 글로 쓰는 활동을 하다 보면 그룹에 참여한 사람들 간의 우정을 증진시키고, 추억을 공유하는 기회를 가지게 될 것이다.

프로그램을 진행할 강사가 자서전 쓰기 프로그램 신청 어르신을 대상으로 미리 전화통화를 하여 이름이나 나이, 참여 동기와 같은 기초 사항들을 물어보고, 인사를 나누는 것이 자서전 쓰기 그룹 활동의 원활한 진행을 위해 도움이 될 것이다.

번사이드Burnside, 1984는 우울증 증세가 있거나, 다른 사람이 강요로 억지로 참여하여 그룹 활동에 참여할 의지가 전혀 없는 노인, 신체적 · 정신적 장애로 인해 그룹 내 다른 사람들과 의사소통을 하기에 무리가 있는 노인 등은 집단 활동의 원활한 진행을 위해 제외시킬 것을 권고하고 있다. 그리고 만일 프로그램을 진행하는 중에 치료가 필요하다고 판단되는 노인이 있다면 의료 전문가나 기관 등에 의뢰를 해야 한다.

노인들은 기억을 떠올리고, 이를 내용이나 주제별로 정리하고, 감정을 표현하는 데 있어 젊은 사람보다 속도가 느린 경향이 있다. 따라서 너무 많은 수의 인원이 참여할 때에는 각자 이야기를 충분히 할 만한 시간이 부족하기 쉬우므로 6명 정도의 소수 정원으로 운영하는 것이 적당하다. 참여하는 노인들이 너무 많으면 진행자가 운영상에 어려움을 겪을 수 있다. 각자 돌아가면서 자신이 써온 글을 읽는 시간이 부족하여 읽을 기회조차 제대로 돌아가지 않을 수도 있다. 그런가 하면, 참여자 수가 너무 적은 경우에는 집단 역동이 활발하게 일어나지 않고, 한두 사람이 아프거나 여행을 가는 등의 일이 생겨 빠지면 강의를 할 수 없는 등의 폐단이 발생할 수도 있다.

### (2) 프로그램 진행 장소

노인대학에서 프로그램을 진행하게 되는 경우, 보통은 일반 교육실에서 진행이 이루어지게 된다. 가급적이면 독립된 공간으로 조용하고, 주의가 산만한 곳으로부터 멀리 떨어진 곳이 좋다.

보통의 교육실은 맨 앞에 진행자가 사용하는 교탁이 있고, 교탁을 향해 참여자들이 앉아 있는 일방형인데 서로 얼굴을 보며 이야기를 해야 하는 시간인만큼 가운데 탁자를 두고 빙 둘러앉는 식으로 좌석을 배치한다. 이때에는 가급적 자리를 둥글게 만들어준다. 이렇게 자리를 배치해야만 참여자들이 서로 밀접하게 연결되어 있다는 느낌을 강하게 받을 수 있으며, 다른 사람들의 표정을 살피며 이야기를 하기에도 좋다. 가운데에 탁자를 두게 되면 다과를 준비하여 올릴 수도 있고, 필기를 하기에도 좋다.

진행자가 잊지 말아야 할 점 가운데 하나는 노인들의 경우, 듣기 능력이 많이 저하되어 있다는 것이다. 물론 잘 듣는 노인들도 있지만, 되도록이면 의자를 가까이 모아 서로의 이야기가 잘 들릴 수 있게 자리

배치를 해야 한다.

1시간 이상 한 자리에 앉아 있는 것이 쉽지 않은 노인들도 많이 있을 것이다. 따라서 오랜 시간 앉아 있어도 몸에 피로감을 덜 주는 편안한 의자를 구하는 등의 세심한 배려가 필요하다.

### (3) 프로그램 진행 시간

보통 자서전 쓰기를 그룹으로 진행하게 될 경우, 10회기 정도를 진행해야 서로 충분한 이야기를 나눌 수 있다. 주말을 제외한 평일에 만나는 방식으로 하여 2주 동안 진행하거나, 주 1회씩 활동하는 식으로 하여 10주 동안 진행하는 등의 방식이 가능하다. 프로그램을 진행해 본 경험에 의하면, 노인들의 집중력이나 활동력 등을 감안할 때 주 1회씩의 프로그램을 진행하는 것이 더 낫다고 한다. 이때에는 매주 활동한 내용에 대해 집에 돌아가서 기억을 더듬어보며 음미해 볼 수 있고, 그날 쓴 글을 다듬고, 다음 주에 다룰 주제에 대한 글을 미리 써볼 시간도 충분하다.

노인들은 주로 오전 시간에 활동성이 증가하므로 오후 너무 늦은 시간에 프로그램을 진행하는 것은 바람직하지 않다. 노인대학에서 진행하는 프로그램인만큼 기관 담당자와 시간을 조율하는 것도 중요하다. 주로 기관의 사정을 고려하여 시간을 미리 정하고, 대상자를 모집하는 경우가 많은데, 그렇다고 하더라도 노인들에게 보다 편한 시간이 언제인가를 물어, 가능하다면 이에 맞추어 시간을 조정하는 것이 좋겠다.

프로그램 시작 전날에는 가급적 참여 노인들에게 직접 전화를 하여 모임 시간을 잊지 않았는지 확인하는 것도 좋다.

매 회기의 진행 시간은 주제에 대한 토론과 쓰기 활동을 포함하여 2시간 정도가 적당하다. 중간에는 쉬는 시간을 두어 화장실에 다녀오거나 간단하게 차를 마시거나 하면서 분위기를 바꾸는 것이 좋다. 프로그램이 진행 중이라도 노인들이 급한 용무가 있을 경우에는 조용히 자리를 비울 수 있다고 미리 공지하여, 노인들이 편안한 마음으로 프로그램에 참여할 수 있도록 해야 한다.

프로그램이 진행되는 2시간 중 각자가 집에서 써온 글을 읽는 데 개인별로 10분 정도 할당하도록 하며, 이렇게 읽은 글에 대해서 함께 이야기하는 형식으로 진행하면 된다. 10분 정도의 발표를 위해서는 노인들 각자가 A4 용지 1장 내외 분량의 글을 써오고, 이를 읽는 식으로 진행할 수 있다. 모두가 돌아가면서 읽은 후 남은 시간 동안 함께 이야기를 하는 방식으로 진행하면 된다.

또다른 방법으로는 한 사람이 10분 정도 발표하고, 그 내용에 대해 5분 정도 함께 이야기를 하는 방법으로 진행해도 된다. 이때에는 함께 하는 이야기 시간이 지나치게 늘어나지 않도록 진행자가 시간 배분을 잘 해야 한다. 한 사람의 발표에 대한 이야기가 지나치게 길어질 경우, 시간 안에 써온 글을 발표하지 못하는 참여자가 생길 수도 있기 때문이다.

만약 참여한 노인들의 다수가 글을 읽고 쓰는 데에 어려움을 가지고 있다면 그날의 주제에 대해 각자 돌아가면서 이야기를 한 후, 함께 이야기를 나누도록 하며 이때에 진행자는 녹음을 할 수 있다. 다만 이때에는 글쓰기 자체가 궁극의 목적이 아니고 서로의 인생 이야기를 들으면서 살아온 삶에 대한 통찰을 가지는 것이 목적이라는 걸 강조해야 할 것이다. 녹음한 내용을 진행자가 간단히 정리하여 노인들에게 드린 후, 이를 기초로 참여 노인들이 자서전을 쓸 수 있도록 돕는 것도 좋은 방법이 될 수 있다.

### (4) 프로그램 진행 규칙

최소한의 규칙을 정해 놓는 것은 프로그램의 원활한 운영을 위해 필요하다. 이야기하는 시간을 조정하는 것도 그중 하나다. 한 사람이 1회에 5~7분 정도 발언하도록 하는 것이 좋다. 차례대로 돌아가면서 이야기하는 것도 좋고, 한 사람이 이야기를 하고 나서 다른 사람을 지목하는 방식을 선택해도 좋다. 남녀가 번갈아 하거나, 연장자와 연소자가 번갈아 하는 방식 등으로 변화를 줌으로써 어느 한 사람이 이야기를 독점하는 것을 막고 이야기가 자유롭게 오고갈 수 있도록 한다.

한 사람이 너무 길게 이야기를 하는 경우에는 진행자가 노란색의 카드를 사용하여 '경고'를 줄 수 있는데 이는 참여한 어르신들과의 협약 아래 시행해야 한다. 첫 모임에서, 그룹 활동 시작 전에 노란 카드의 의미를 설명하고 이를 보여주는 방법을 사용할 수 있다. 그러나 이때에 유념해야 할 것은 노인들이 자연스럽게 이야기할 수 있는 분위기를 형성하는 것이 중요한 것이므로 어떤 참여자가 길게 이야기를 하더라도, 직접적으로 경고를 하기보다는 스스로 발언 시간을 지킬 수 있도록 사전에 규칙을 충분히 설명하는 것이 좋겠다.

이외에도, 자서전 쓰기 그룹 활동이 활발하면서도 즐거운 경험이 되기 위해서 꼭 필요한 최소한의 규칙을 정리하면 아래와 같다. 참여자들에게 이에 대해 충분히 설명하여, 규칙을 지키도록 함께 노력하는 분위기를 만드는 것이 중요하다.

- 자발적으로 다른 사람들과 인생의 이야기를 나누도록 할 것.
- 가능한 한 모든 회기에 다 참석할 것.
- 자신의 몫으로 정해진 글은 다 쓰고, 그룹 구성원들과 공유하도록 할 것.
- 다른 사람이 이야기를 할 때에는 주의 깊게 들을 것.
- 서로의 다른 점들을 수용하고, 다른 사람들을 지지할 수 있도록 노력할 것.
- 다른 사람들의 선택이나 감정, 신념, 의견에 대해서 판단하는 말은 가급적 삼갈 것.
- 그룹에서 나온 이야기를 바깥에 옮기거나 다른 사람들에게 전하지 않을 것.
- 옳다든가 더 낫다든가 하는 등의 평가하는 말을 하여 서로 비교하지 않을 것.

아무래도 그룹 활동을 원활하게 하는 데에 제일 중요한 것은 서로가 하는 말에 주의를 기울이고, 서로를 지지하고 수용하려고 노력을 하는 것이라고 하겠다. 그러나 노인들이 집중력을 발휘해서 다른 사람의 이야기를 잘 듣고, 이로부터 자신이 삶을 통찰할 무엇인가를 발견하고, 감정적으로 동화하는 것이 말처럼 쉽지만은 않을 것이다. 따라서 진행자는 참여 노인들이 말할 수 있는 기회와 들어야 하는 기회를 확실하게 정하여 진행에 적용하는 것이 필요하다.

### 2) 진행자의 역할 및 자질

자서전 쓰기 그룹 활동을 주도하는 진행자는 활동의 성공 여부에 가장 큰 영향을 미치는 핵심 요소 중의 하나다. 진행자는 그룹을 꾸리고, 그룹 활동이 활기차게 지속되도록 애쓰는 것과 동시에 활동에 참여한 사람들뿐만 아니라 기관 내 직원들 등 자서전 쓰기 활동과 관계된 사람들 간의 조정자로서의 역할을 해야 한다.

자서전 쓰기 활동이 어떠한 목표를 이룰 요량으로 진행될 것인지 계획하고, 그에 적합한 구성원을 모집하고, 활동이 다 끝난 뒤에는 어떠한 열매를 거둘 것인가 하는 것을 미리 생각하고 계획해야 하는 것도 진행자의 몫이다.

우선, 자서전 쓰기 활동에 참여한 사람들을 격려하는 것이 진행자의 가장 큰 역할이라 하겠다. 노인들이 긴장하지 않고 활발하게 집단 내에서 서로 이야기를 나눌 수 있도록 편안한 분위기를 만들고, 잊혀져 가던 또는 파묻혀 있는 인생사가 새록새록 상기될 수 있도록 도와야 할 것이다. 즉 과거에 살아온 기억을 서로 나누고 이를 글로 표현하는 것을 억제하거나 압도하는 분위기를 배제하기 위해 애써야 한다.

그룹 내에서 자서전 쓰기 활동을 시도함으로써 개인의 살아온 생에 대한 통찰을 경험하는 등으로 인해 마음이 치유되는 효과가 있을 수 있다. 그러나 앞에서도 이야기했듯이 자서전 쓰기 활동은 문제를 해결하거나 환자를 낫게 하기 위해 고안된 치료 프로그램이 아니다. 따라서 진행자가 전문 치료사일 필요는 전혀 없다. 다만 참여자들의 말을 귀 기울여 잘 들어줄 수 있는 사람으로서 소수로 이루어진 그룹 활동을 이끌어본 경험이 있거나 사람들을 가르쳐본 적이 있는 사람이라면 좋다. 유연한 성품에 다른 이들과 의사소통이 잘되며 유머감각을 가진 사람이라면 더 좋을 것이다. 또한 자서전이나 다른 작품들을 잘 읽고, 이에 대해 의논할 수 있으며 헌신적인 성품을 가진 사람이면 적합하다고 할 것이다. 진행자는 참여한 사람들로 하여금 사는 동안 경험한 진솔한 사건들을 서로 공유하고, 이를 기록하고 구성할 수 있도록 도와주는 데에 집중해야 할 것이다.

프로그램을 진행하다 보면 개중에 부끄럼을 유난히 많이 타서 함께 이야기하는 시간에 소극적인 노인들이 있을 수 있다. 이때에는 진행자가 나서서 참여를 촉진시키기 위한 노력을 해야 한다. 간단한 다과를 준비하여 분위기를 부드럽게 만드는 것도 한 방법이다. 참여자들이 직접 돌아가면서 다과를 준비하게 하면 인원이 줄어드는 것도 막을 수 있다. 그러나 자칫 노인들이 이러한 준비를 부담스러워할 수도 있기 때문에 미리 이야기를 나누어서 노인들이 부담을 느끼지 않을 정도의 수준에서 조정을 하는 것이 좋다.

처음에 프로그램에 참여한 노인들은 낯선 상황과 사람들에 대해서 서먹한 감정을 느낀다. 이는 노인들만의 특성은 아니다. 누구나 낯선 곳에서 약간의 두려움과 긴장감을 느끼는 것은 당연하다. 여러 명이 앉아 있음에도 불구하고, 어르신들은 진행자 한 명만을 바라보며, 마치 진행자와 1 : 1로 만난 것처럼 이야기를 하려고 들 수도 있다. 이때 진행자는 참여 노인들 간에 상호작용이 활성화될 수 있도록 엮어 주는 역할을 잘해야 한다. 서로간에 서먹함을 없애고 편안해지며 신뢰를 느낄 수 있도록 도와야 할 것이다.

### 3) 그룹 자서전 쓰기를 진행할 때의 유의점

노인대학에서 진행하는 자서전 쓰기 활동에 참여한 노인들은 서로 다른 목표와 욕구를 가지고 자서전 쓰기 활동에 참여했을 가능성이 크다. 이 중에는 자서전을 꼭 남기고 싶다는 욕구를 가진 사람도 있는 반면에 사람들과 만나 이야기를 나누는 것이 좋아서 참석한 사람들도 있을 수 있다. 평소에 알고 지내는 지인의 권유로 오게 되었을 수도 있고, 자서전 쓰기가 무엇일까 하는 단순한 호기심으로 참여한 노인들도 있을 수 있다. 노인대학의 프로그램 성격상 참여한 노인들의 욕구나 동기, 수준 등은 천차만별일 가능성이 크다. 고령의 어르신들의 경우, 글을 쓰거나 읽는 것을 특별히 힘들어할 가능성도 배제할 수 없다. 따라서 진행자는 자서전 쓰기 프로그램이 단순히 글을 잘 써서 책을 만드는 활동이 아님을 분명히 할 필요가 있다. 자신이 살아온 인생에 대해 진솔하게 이야기를 나누고 이를 글로 쓰는 것은 부차적인 일이므로, 쓰는 것 자체에 대해 두려워할 필요가 전혀 없다는 것을 안내해야 한다. 다시 말해 문법이나 맞춤법에 꼭 맞추거나 유명한 작가들처럼 흥미를 유발하는 글쓰기를 할 필요가 전혀 없다는 것이다. 진행자는 다만 노인들이 살아온 인생을 진실하게 마주 대할 수 있도록 돕는 역할을 충실히 하면 된다.

그룹 자서전 쓰기 프로그램을 진행하는 강사는 프로그램이 시작하기 전에 참여자들보다 먼저 진행할 장소에 도착해서 자리를 정리하고, 필요한 물품을 비치하는 등의 준비를 해야 한다. 노인들이 도착하면

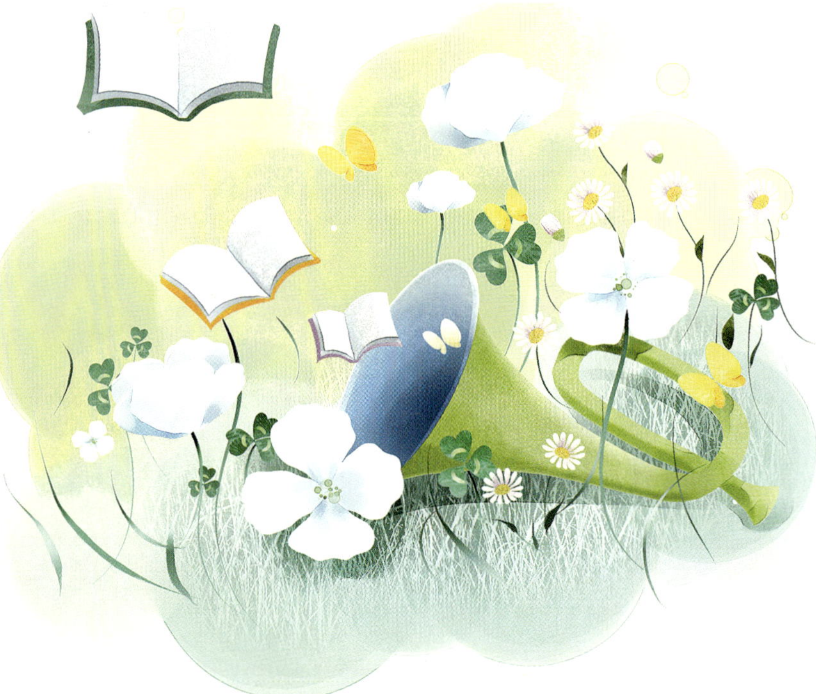

이름을 불러드리며 반갑게 인사를 나누는 것이 기본이다.

노인분들이 각자 써온 자서전을 읽을 때면 잘하셨노라고 격려하도록 하고, 편안한 분위기 속에서 자서전 내용과 관련한 토론이 진행될 수 있도록 지지해 주고 수용한다. 각 회기마다 최소한 한 번은 다른 구성원들과의 상호작용이 이루어질 수 있도록 중간에서 조정하는데 이런 상호작용 촉진은 구성원 간의 결집을 더욱 강화시킴으로써 그룹 활동이 훨씬 원활하게 잘 이루어질 수 있도록 하는 데에 도움이 된다.

노인들이 이야기 나누고 싶어 하지 않거나 심기가 불편한 질문이 있다면 이에 대한 답변을 강요하지 않도록 유의해야 한다. 자서전 쓰기는 결국 사적인 내용을 다루는 것이므로 이를 다른 사람들 앞에서 드러내는 것이 누구에게나 그리 쉬운 일은 아니다. 따라서 자연스럽게 털어놓을 수 있을 만큼만 이야기하게 하는 것이 중요하다. 집단에 참여한 노인들 간에 신뢰할 수 있는 분위기가 형성되고, 서로간에 친밀한 관계가 이루어지게 되면 보다 개방적인 태도를 견지할 수 있으므로 진행 강사는 집단이 어느 단계에 있는지, 그 발달 수준을 잘 관찰하여 활발한 활동을 위한 환경 조성을 위해 애써야 할 것이다.

혼자서 진행하기가 어려울 정도로 그룹 활동에 참여한 노인이 많은 경우(6~8명보다 많은 경우)에는 진행을 도와줄 보조 진행자를 한 명 선정하는 것도 좋은 방법이다. 아무래도 혼자서 그룹 활동을 이끌다 보면 에너지 소모가 많고, 준비하고 챙겨야 할 사항이 많은데 간식 준비나 기록, 사진 촬영 등의 역할을 보조 진행자에게 배분하게 되면 진행 강사는 보다 핵심적인 그룹 활동을 이끄는 데에 전념할 수 있다. 보조 진행자가 정해지면 서로의 역할이나 책임 소재를 명확하게 나누어 매끄러운 진행이 될 수 있도록 준비하는 것이 좋다.

진행자가 프로그램을 이끌어나가다 보면 주제에서 벗어난 이야기가 나오거나 한 사람의 이야기가 너무 길어져 결국에는 시간이 모자라게 되는 등 예상치 못한 상황에 직면하게 된다. 이때에는 억지로 주제를 되돌리려고 애쓰거나 어르신들이 하고 있는 이야기를 중간에서 끊기보다는 흐름을 자연스럽게 이어가는 것이 중요하다. 노인들이 주제와는 별개로 하고 싶은 이야기가 있다면 융통성을 가지고 분위기를 이끌어가면 된다. 다른 이야기를 하는 것 자체를 통제하거나 시간을 재어 이야기를 중단시키거나 하는 등은 바람직한 진행자의 모습이 아니다. 어린 시절 부모님에 관한 추억을 이야기하면서 학창 시절이나 어르신이 직접 경험한 전쟁과 관련한 이야기를 한 보따리 풀어낼 수도 있다. 이런 이야기들이 주제와 전혀 관련이 없는 것 같더라도 참여자들이 자신의 인생에 관한 통찰을 얻을 수 있는 기회가 된다면 더 바랄 나위가 없다.

노인들이 이야기를 하고 있는 중간에 말을 자르는 것은 자칫 어르신들을 위축되게 하여 활동에 소극적이게 만들 수 있다. 만약 한 사람의 이야기가 계속 길어지고, 그로 인해 프로그램의 진행에 치명적인 방해가 된다면 프로그램 시작 전에 한 사람이 한 번에 이야기할 수 있는 시간의 한계를 미리 알려주어 참여자 스스로 점검할 수 있도록 하는 것이 좋겠다.

계획이 자주 변경되어 프로그램의 목표 자체가 바뀌는 것이 아니라면 진행하는 중에 참여자들이 원하는 방향으로 프로그램을 수정하는 것도 나쁠 것이 없다. 함께 노래방에 가서 회합을 도모한다든가, 주제에 대한 이야기를 보다 촉진시킬 수 있는 활동을 한다든가(예: 프로그램의 주제가 예술인 경우, 함께 보고 싶은 작품이나 공연 등을 관람하는 것도 한 방법임) 하는 것은 프로그램을 보다 알차게 만드는 방법일 수 있다.

### 4) 정리 및 평가

#### (1) 정리

10주간의 프로그램을 마치면서 자서전 쓰기 활동에 참여한 모든 노인들 각자가 자신의 자서전을 한 권 갖는 것은 매우 값진 경험이 된다. 이는 각각의 참가 노인들에게도 그렇고, 프로그램 진행자에게도 마찬가지다. 하지만 이는 또 현실적으로는 매우 어려운 일일 수 있다. 자서전을 한 권 가진다는 것은 10주 동안 한 번도 빠지지 않고, 그 사이에 집에서 써와야 하는 글을 다 써야 하며, 그 써온 글을 발표하고 글에 대한 동료들의 감상 및 평가를 수렴한 고치기 또한 무리 없이 수행했다는 전제가 있어야만 가능하다. 따라서 마지막 시간에 자서전을 한 권씩 들고 교실 문을 나서기란 쉬운 일은 아닌 듯하다.

따라서 프로그램을 진행하는 강사는 왜 우리가 자서전 쓰기를 하였는지 자서전 쓰기 교실이 가진 애초의 목적을 노인들에게 상기시키고,

노인들의 그간의 활동을 격려하고 지지하는 역할을 해야 한다. 2개월이 넘는 기간 동안 매주 서로가 만나, 가슴속 깊은 곳에 담겨 있던 이야기를 풀어내면서 쌓인 신뢰와 애정을 한번 더 확인하고, 노인들이 자서전 쓰기 활동을 통해 이룩한 성취와 좋은 기억들을 강화하는 것이 진행자의 바람직한 몫이라 하겠다.

각자가 한 권씩 책을 만드는 것이 현실적으로 어렵다면, 여러 사람이 쓴 글을 묶어 한 권의 문집으로 발간하는 것도 한 방법이 될 수 있다. 그동안에 쓴 글을 깨끗이 타이핑하고 복사하여 여러 권을 제본하는 방법을 쓸 수 있다. 설령 하루 결석했다거나 주제 하나에 대하여 글을 못 썼다고 하더라도 여러 사람이 문집으로 엮어내기 때문에 부담이

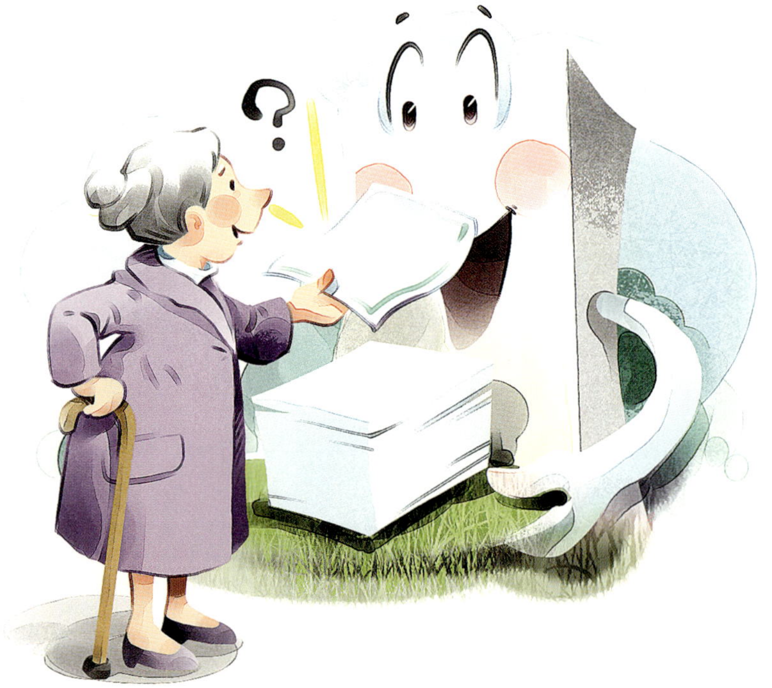

적다. 이때에 각자의 증명사진과 글의 내용을 뒷받침할 수 있는 사진 자료 등을 미리 거두어서 복사 자료에 포함시킴으로써 자서전의 모양새를 두루 갖추도록 하면 노인들의 성취감을 고취시킬 수 있을 것이다. 그리고 프로그램 마지막 시간에는 준비한 문집을 나누어 가짐으로써 활동을 마무리하는 뜻깊은 시간을 가질 수 있다.

개인 자서전 발간을 희망하는 노인이 있을 경우에는 자서전이 완성되도록 끝까지 돕는 것이 진행자의 몫이라 하겠다. 노인이 혼자서 자서전을 쓴다는 것은 현실적으로 매우 어려운 일이다. 따라서 일정한 날짜를 정해 주고, 그때까지 써온 원고를 다듬고, 어떠한 식으로 써볼지 제안하는 역할은 진행자에게 추가되는 역할이라 하겠다. 노인들의 경우, 이메일을 사용하는 것이 쉽지 않고, 설사 이메일을 사용하더라도 문서 파일을 만드는 작업에 익숙지 않으므로 온라인을 통해 자서전 쓰기를 지도하는 것은 사실상 불가능하다. 따라서 진행자는 노인대학 프로그램 실무자에게 그 역할을 이양하는 방법을 사용하는 등 자서전 발간을 목표로 한 노인들이 꿈을 이룰 수 있도록 다양한 전략을 구사해 도와야 할 것이다.

자서전 쓰기 활동을 마무리하는 자리에서, 참여한 노인들은 그동안의 활동이 마무리되는 것에 대한 아쉬움을 토로하며 한번 맺어진 인연을 앞으로도 계속 이어가자는 이야기를 한다. 그만큼 활동이 진행되는 동안 우정과 신뢰가 쌓였다는 뜻이다. 노인대학에서 자서전 쓰기 활동을 실행한 경우라면 실무자들은 후속 프로그램 등을 기획하여 이들 노인들이 특별한 교류를 더 가질 수 있도록 하는 것이 좋겠다. 또는 자서전 쓰기 참석자들만의 자조모임을 결성하여 월 1회 정도 서로가 만나 친교를 나누고, 자서전 쓰기 활동을 지속적으로 이어나가는 것도 좋은 방법이 될 수 있다.

### (2) 평가

프로그램 평가는 활동의 마무리와 후속 활동의 계획에 필수적인 요소로 그룹 자서전 쓰기 활동이 마무리되었다면 활동의 종결 및 다음 단계로 나아가기 위한 준비를 위해 반드시 평가를 실시해야 한다.

가장 이상적인 것은 10주 동안 프로그램을 이어오는 과정 중에서 매회기마다 그 회기에 대한 평가를 실행하는 것이다. 이때에는 진행자와 진행을 도와주는 보조 진행자, 노인대학 운영과 관련된 실무자 등이 함께 참여하여 평가를 진행하는 것이 좋다. 진행자의 진행 방식은 어떠했는지, 준비사항 중에 미비한 점은 없었는지, 참가한 노인들의 반응은 어떠했는지, 준비한 질문이 적절했는지, 앞으로 개선해야 할 점들에는 무엇이 있는지 등에 대해 서로간에 자유롭게 의사를 개진할 수 있어야 하며, 그 내용이 다음 프로그램의 진행에 충분히 반영될 수 있도록 해야 한다.

평가는 크게 진행 과정 평가와 프로그램 효과 평가로 크게 나누어 볼 수 있다. 진행 과정 평가에는 진행자 및 보조 진행자 평가, 준비사항 평가, 장소, 시간, 사용한 질문 등의 진행 사항에 대한 평가가 포함될 것이다. 프로그램 효과 평가에는 자서전 쓰기 활동이 얼마나 노인들에게 좋은 영향을 주었는가 하는 것에 대한 평가다. 이때에는 직접 질문을 하여 그 효과를 평가할 수도 있고, 간단한 설문지를 제작 · 배포하여 그 의견을 수렴할 수도 있다. 설문지를 만드는 과정을 굉장히 어렵게 생각할 필요는 없다. 학술적인 조사를 위해 고안한 설문지와 같이 다양한 내용을 담아야 하거나 타당도나 신뢰도를 갖추어야 하는 차원이 아니기 때문이다. 다만 프로그램의 개선을 위해 시행하는 것이니만큼 참여한 노인들의 목소리가 제대로 담길 수 있는 포맷이라면 가능하다. 가령 '어떤 질문이 가장 인상에 남았는가? 어떤 질문은 안 하는 게 좋은가? 진행하는 시간은 어떤가? 남자와 여자가 같이 하는 것이 좋은가?' 등과 같이 진행과 관련한 세세한 내용들을 질문으로 만들어 참가 노인들로 하여금 답하게 하면 된다.

노인 대상으로 개발된 다양한 척도(생활만족도, 우울감, 자아 개념, 심리적 복지감)를 사용하여 자서전 프로그램 시행 전과 후의 점수 변화 등을 분석하는 것도 한 방법이 될 수 있지만, 글을 읽고 답하는 것에 대해 부담을 느끼는 어르신들이 있을 수 있다는 것을 고려하여 무리가 없는 범위 내에서 사용해야 할 것이다. 그리고 척도 자체가 가지는 목적과 프로그램이 지향 · 달성하고자 하는 목적이 일치하는가를 고려한 뒤에 그 두 가지가 일치하는 경우에 사용 가능하다는 것을 미리 숙지해야 한다.

프로그램의 효과를 살필 수 있는 평가 중 하나는 참여한 노인을 대상으로 직접 인터뷰를 실시하는 것이다. 노인들이 활동에 참여하면서 느끼고 생각했던 바가 무엇인지에 대해 그들의 언어로 직접 듣는 것이다. 자서전 쓰기 활동에 대한 소회를 직접 글로 써서 노인대학 등에서 발간하는 회보에 싣는 것도 한 방법일 수 있다.

자서전 쓰기는 다분히 주관적이고 개인적인 활동이다. 따라서 수치로 환산된 결과를 기대하기보다는 참여한 노인들이 의미를 얻었는가 하는 것에 대해 보다 귀 기울여 듣고, 그 내용을 다음에 진행하는 프로그램에 반영하는 것이 더 바람직해 보인다.

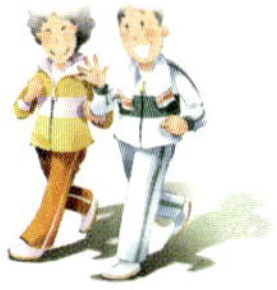

## 실천해야 할 일

1. 지금까지 배운 내용을 참조하여 자서전 쓰기 및 발간에 도전해 보도록 합시다.

■ 자서전 발간 ■

앞에서 잠깐 언급했지만 자서전 쓰기의 종착점이 반드시 자서전을 발간하는 것은 아니다. 그러나 애써 자서전 쓰기를 시작했고, 시나브로 이야기가 쌓여 글로써 모양새를 갖추게 되면 내 이름 석 자가 선명하게 인쇄된 책 한 권을 갖고 싶은 것이 인지상정이다. 그룹 자서전 쓰기의 경우, 집단 성원들이 문집의 형식을 빌려 책을 만드는 것도 한 방법임은 이미 알렸다. 아래에서는 개인 자서전 발간에 대한 방법을 간단하게 안내하니 참고하기 바란다.

〈자서전 발간에 관한 정보〉

1. 상업 출판사를 통한 자서전 발간: 제작비 부담 등의 현실적 문제가 있으므로 쉬운 일은 아니다. 상업 출판이란 말 그대로 판매(수익)를 전제로 하는 것이다. 따라서 소박하게 글을 써서 그 내용을 지인들과 함께 나누고 싶은 정도로 생각하고 자서전 쓰기를 하였다면 상업 출판사를 통한 자서전 발간은 고려하지 않는 것이 좋겠다.

2. 자비 부담으로 출판사를 통한 자서전 발간: 소규모 출판사를 이용하여 개인이 비용을 지불하고 자서전을 발간할 수 있다. 나에게 자서전을 발간할 정도의 경제적인 여유가 있고, 잘 아는 출판사가 있거나 또는 출판사와 협상이

잘 된다면 어렵지 않게 출판할 수 있다.

3. 맞춤형 출판: 맞춤형 출판은 온라인 전자출판 시스템을 이용해 책 표지뿐 아니라, 두께, 글씨체까지도 내 마음대로 정할 수 있는 출판 형식으로 바야흐로 개인용 컴퓨터의 보급에 따라 누구나 손쉽게 소장용 책을 발간하는 것이 가능하다. 단가도 매우 저렴하고, 손쉽게 자기만의 책을 소장하고 싶은 사람에게 유용한 방법이다. 인터넷을 통해 제작 정보를 쉽게 얻을 수 있을 것이다.

4. 복사 · 제본하여 책으로 만듦: 그룹 자서전 쓰기를 한 사람들끼리 책을 만드는 방법에 대해 소개하면서 그 내용을 소상하게 말했다. 자신이 쓴 글을 개인용 컴퓨터에 파일로 저장해 두었다가, 이를 프린트하고 다시 복사 · 제본하는 방법이다. 저렴하지만 책의 형태를 갖출 수 있고, 원하는 경우 표지 디자인도 가능하다. 많은 양을 만들기에는 적합지 않으나 지인들과 나누어 보기 위한 정도로 소량 발간할 계획이라면 추천할 만한 방법이다.

5. 블로그 등 홈페이지 활용: 요즈음 사람들은 자신만의 이야기를 인터넷 홈페이지에 올리고, 이를 읽기 위해 사람들이 방문하고, 댓글을 달고 하는 것이 하나의 문화현상으로 자리잡았다. 노인들이 인터넷을 활용하는 일은 결코 만만치 않겠으나 노인복지관 등에서 컴퓨터 무료 강좌를 개설하여 인터넷 활용법 등을 교육하고 있으니 이를 잘 활용한다면 굳이 자서전을 발간하지 않더라도 개인 블로그를 활용하여 자서전의 내용을 여러 사람들과 공유할 수 있을 것이다. 홈페이지가 존재하는 한 글이 사라질 염려도 없고, 사람들이 손쉽게 접근할 수 있다는 장점 외에도 여러 세대의 사람들이 들어와 글을 읽고 실시간으로 소감을 전하기도 하므로 세대간, 상호간 작용이 활발하게 일어날 수 있다는 장점 또한 가진다고 하겠다. 비용을 걱정할 필요도 없다. 요즈음에는 개인 홈페이지를 제공하는 인터넷 사이트가 많으므로 이를 적극 활용하면 된다. 자서전 쓰기에 도전한 분들이라면 인터넷 활용법도 어렵지 않게 익힐 수 있을 것이다.

## 한경혜

서울대학교 농업생명과학대학 농가정학과 졸업(가정학사)
서울대학교 대학원 졸업(가정학석사)
미국 Pennsylvania State University 대학원 졸업(가족학 박사)
서울대학교 생활과학대학 아동가족학과 교수
저서: 『한국의 백세인』, 『노인과 한국사회』 등

## 주지현

숙명여자대학교 졸업(가정학 학사)
연세대학교 졸업(사회복지학 석사)
서울대학교 생활과학대학 아동가족학과(박사 수료)
사회복지기관에서 가족상담, 노인복지 등 사회복지 전문가로 활동

제3기 인생 길라잡이 시리즈 8

# 세월을 새긴 글, 자서전

저자 한경혜 · 주지현
기획 최성재

2008년 10월 10일 초판 제1쇄 인쇄
2008년 10월 15일 초판 제1쇄 발행

발행인 이장무
발행처 서울대학교출판부
151-742 서울 관악구 관악로 599
마케팅과 02-889-4424, 02-880-7995
Fax 02-888-4148
E-mail snubook@snu.ac.kr
Home-page http://www.snupress.com

출판등록 제15-3호

ISBN 978-89-521-0914-9 14560
세트 978-89-521-0851-7



값 5,000 원

## 제3기 인생 길라잡이 시리즈

01 새로 시작하는 제3기 인생 최성재

02 우리 몸의 노화 박상철

03 아름다운 노후를 위한 정신건강 조맹제

04 장수를 위한 구강관리 고홍섭 외

05 제3기 인생, 디지털 날개를 달자 김성준

06 활기찬 노년을 위한 여가활동 김동진

07 제3기 인생, 운동으로 지키는 건강 송욱 외

14 세월과 마음 민경환 · 김민희

〈근간〉

- 세월의 흐름과 기억력 변화 김정오
- 제3기 인생의 신체 건강 (I) 김철호
- 제3기 인생의 신체 건강 (II) 김철호
- 노년과 음식 이연숙
- 노년과 가족 그리고 이웃 한경혜
- 제3기 인생과 종교생활 윤이흠
- 아직도 늦지 않는 공부 윤희원
- 봉사하는 제3기 인생 최성재
- 제3기 인생의 복지 최성재
- 제3기 인생의 경제와 재산관리 최현자
- 제3기 인생의 건강과 약물 서유헌